精神心理卫生科普系列

精神心理疾病求医问药

主编 蔺华利 张晓红

陕西新华出版传媒集团
陕西科学技术出版社

图书在版编目(CIP)数据

精神心理疾病求医问药 / 蔺华利,张晓红主编. —西安:陕西科学技术出版社,2019.7(2020.6重印)
(精神心理卫生科普系列 / 戴尊孝主编)
ISBN 978-7-5369-7412-8

Ⅰ. ①精… Ⅱ. ①蔺… ②张… Ⅲ. ①精神病-防治 Ⅳ. ①R749

中国版本图书馆 CIP 数据核字(2018)第 262137 号

精神心理疾病求医问药

蔺华利　张晓红　主编

策　　划	宋宇虎
责任编辑	高　曼　潘晓洁　付　琨
封面设计	曾　珂
出 版 者	陕西新华出版传媒集团　陕西科学技术出版社 西安市曲江新区登高路 1388 号 陕西新华出版传媒产业大厦 B 座 电话 (029)81205187　传真 (029)81205155　邮编 710061 http://www.snstp.com
发 行 者	陕西新华出版传媒集团　陕西科学技术出版社 电话(029)81205180　81206809
印　　刷	三河市同力彩印有限公司
规　　格	787mm×1092mm　　16 开本
印　　张	8.25
字　　数	115 千字
版　　次	2019 年 7 月第 1 版 2020 年 6 月第 2 次印刷
书　　号	ISBN 978-7-5369-7412-8
定　　价	39.80 元

版权所有　翻印必究
(如有印装质量问题,请与我社发行部联系调换)

精神心理卫生科普系列编委会

主　编　戴尊孝
副主编　刘飞虎
编　委　（以汉语拼音排序）

安文中	边　诗	陈良梅	崔安民	崔莉敏
崔　萌	戴安娜	党　伟	樊淑洁	樊　珍
方喜玲	郭　明	郭明霞	何永国	贾　伟
焦路炜	李贵斌	李虹娟	李忠良	梁小平
蔺华利	刘　敏	刘　婷	刘晓凤	刘小娟
刘　英	刘迎丽	罗园园	彭　伟	尚文娟
苏艳丽	田玉梅	王继红	王建民	王　锦
王　静	王颖昭	王　峥	文　萍	吴　斌
武苗苗	肖　凡	行养玲	薛　飞	薛小保
杨　洁	杨　旭	杨亚妮	杨自东	尹绪庄
岳丹萍	翟　欢	张　超	张海艳	张　辉
张　俊	张忍利	张　蕊	张晓红	张　燕
张　瑶	职　璞	钟意娟	周洪海	

《精神心理疾病求医问药》编委会

主　编　蔺华利　张晓红
副主编　杨亚妮　刘飞虎　陈良梅
编　委　党　伟　贾　伟　王　锦　薛　飞　张海艳
　　　　张　燕　周洪海

前　言

随着生活节奏的加快和压力的增大,精神疾病的患病率呈明显的上升趋势。由北大六院牵头的最新国内精神障碍流行病学调查结果显示,人群心境障碍患病率为4.04%,其中,抑郁障碍患病率为3.59%,焦虑障碍患病率为4.98%,65岁及以上人群老年期痴呆患病率为5.56%。但是和这种严重形势形成明显对比的是,公众对精神障碍认知存在严重误区。在我们的实际工作中,经常会碰到两极分化的现象:有的患者和家属过分重视疾病,误认为"正常担心是焦虑症""微微情绪不好就是抑郁症";有的家属却对明显的精神异常不屑一顾,认为是正常现象,造成病情延误,常见认知有"年龄大了记性差是正常的""抑郁症是钻牛角尖、意志薄弱"等。还有一些家属和公众误认为"精神疾病就是精神病""精神药物会把人变傻"等。在这些错误认识的影响下,一些精神疾病患者错失了最佳的治疗时机,一些患者反复入院,还有一些患者因受到歧视而自杀。对我触动最大的一个案例是:一名抑郁症患者情绪低落,消极厌世,已经出现了割腕自杀的行为,医生强烈建议患者入院,而其丈夫却认为患者是"暂时想不开,不会自杀的""她怎么可能住精神病院呢?没有病都住成疯子了",结果患者回家后就跳楼自杀了。我深深地感到这是患者和家属的不幸,更是社会的悲哀,因此促发了我写此书的愿望。我希望通过此书能加强精神疾病相关知识的普及,让更多公众正确地认识精神疾病的病因、临床表现、治疗、预后以及预防,从而消除误区和偏见;使更多的精神疾病患者得到及时、规范的治疗;使更多的公众对精神疾病患者多一分理解,少一分歧视;使更多的患者回归社会。我深深地知道实现这样的目标并非易事,道路漫长而曲折,但是作为一名精神卫生工作者,我坚信只要我们携手努力,光明就在前方。

本书由资深的临床医生和药师共同完成。作者结合自己丰富的临床经验,完全从患者和家属的角度出发,以"一问一答"的形式解答了老百姓的疑问。语言通俗易懂,深入浅出,具有很强的实用性、生动性、全面性,可满足患者、家属、教育工作者、基层保健工作者等人员的需要。

让我们一起肩并肩,帮助精神疾病患者走出困扰,绽放非凡的人生。

蔺华利

2018 年 12 月

目 录

1. 什么是精神障碍 …………………………………………… 1
2. 如何判断一个人是否患精神障碍 ………………………… 1
3. 常见的精神障碍有哪些 …………………………………… 1
4. 什么原因会导致精神障碍 ………………………………… 1
5. 精神障碍患者就是"疯子"吗 ……………………………… 2
6. 精神障碍和精神病有什么区别 …………………………… 2
7. 精神病和神经病是一回事吗 ……………………………… 2
8. 精神障碍会遗传吗 ………………………………………… 3
9. 哪些精神障碍属于重性精神病 …………………………… 3
10. 精神障碍患者发病一定是因为受了"刺激"吗…………… 3
11. 成年期发病的精神障碍患者和遗传无关吗 …………… 4
12. 心眼小、性格内向的人是不是更容易患精神障碍 …… 4
13. 什么是精神症状 ………………………………………… 4
14. 有些精神障碍患者能听见别人听不到的声音,这是什么症状 … 5
15. 有些精神障碍患者坚信歪曲事实的想法是真的,这是什么症状
    ……………………………………………………………… 5
16. 有些精神障碍患者"前言不搭后语",这是什么症状 ………… 5
17. 为什么有些精神障碍患者总是很开心,无忧无虑,感到"脑子
    较以前灵活";而有些却总是愁眉苦脸,感觉"脑子变笨了" … 6
18. 有些精神障碍患者"什么事情都不想做,生活懒散",这是什么
    症状 ……………………………………………………… 6
19. 为什么有些精神障碍患者会表情呆滞 ………………… 6
20. 有些精神障碍患者不承认自己有精神疾病,那他就健康吗 … 7
21. 目前有没有一种仪器可以确诊精神障碍及其类型 …… 7

22. 仅凭心理测定就可以确诊精神障碍及其类型吗 …………… 7
23. 心理测验包括哪几类 …………………………………………… 8
24. 心理测定需要注意什么 ………………………………………… 8
25. 精神障碍的治疗方法有哪些 …………………………………… 8
26. 治疗精神障碍的药物会让人越吃越傻吗 ……………………… 9
27. 精神障碍可以手术治疗吗 ……………………………………… 9
28. 治疗精神障碍中药是否比西药更有优势 ……………………… 9
29. 哪些精神障碍患者预后较差 …………………………………… 9
30. 为什么精神障碍患者要"早发现、早治疗" ………………… 10
31. 如何预防精神障碍 ……………………………………………… 10
32. 什么是老年痴呆症 ……………………………………………… 10
33. 老年痴呆是什么原因引起的 …………………………………… 10
34. 老年痴呆有哪些表现 …………………………………………… 11
35. 老年痴呆怎么治疗 ……………………………………………… 11
36. 老年痴呆能治愈吗 ……………………………………………… 12
37. 怎样护理老年痴呆患者 ………………………………………… 12
38. 老年痴呆患者的最终结局是什么 ……………………………… 12
39. 老年痴呆患者能生存多长时间 ………………………………… 12
40. 老年痴呆是不是帕金森 ………………………………………… 13
41. 哪些人容易患老年痴呆 ………………………………………… 13
42. 老年痴呆会不会遗传 …………………………………………… 13
43. 怎样预防老年痴呆 ……………………………………………… 14
44. 老年痴呆会引起其他疾病吗 …………………………………… 14
45. 我国有多少老年痴呆患者 ……………………………………… 14
46. 什么是谵妄 ……………………………………………………… 15
47. 谵妄是什么原因引起的 ………………………………………… 15
48. 谵妄有什么表现 ………………………………………………… 15
49. 谵妄怎么治疗 …………………………………………………… 16
50. 谵妄能治好吗 …………………………………………………… 16
51. 脑外伤会引起精神障碍吗 ……………………………………… 17

52. 脑外伤所致精神障碍有什么表现 …………………………… 17
53. 脑外伤所致精神障碍怎么治疗 …………………………… 17
54. 癫痫性精神障碍有什么表现 ……………………………… 18
55. 癫痫性精神障碍怎么治疗 ………………………………… 18
56. 脑炎会引起精神障碍吗 …………………………………… 18
57. 脑炎所致精神障碍有什么表现 …………………………… 18
58. 脑炎所致精神障碍怎么治疗 ……………………………… 19
59. 躯体疾病会引起精神障碍吗 ……………………………… 19
60. 哪些躯体疾病可引起精神障碍 …………………………… 19
61. 常见躯体疾病所致的精神障碍有哪些 …………………… 20
62. 什么是精神活性物质 ……………………………………… 20
63. 最常见的精神活性物质有哪些 …………………………… 20
64. 精神活性物质有哪些危害 ………………………………… 20
65. 什么是成瘾 ………………………………………………… 21
66. 成瘾会有哪些表现 ………………………………………… 21
67. 成瘾了怎么办 ……………………………………………… 21
68. 成瘾能治好吗 ……………………………………………… 21
69. 什么样的人容易成瘾 ……………………………………… 22
70. 怎样预防精神活性物质成瘾 ……………………………… 22
71. 成瘾后突然停止用药会怎样 ……………………………… 22
72. 出现戒断反应怎么办 ……………………………………… 23
73. 饮酒会引起精神症状吗 …………………………………… 23
74. 一次大量饮酒会产生哪些精神症状 ……………………… 24
75. 长期饮酒会产生哪些精神症状 …………………………… 24
76. 急性酒精中毒怎么办 ……………………………………… 24
77. 慢性酒精中毒怎么办 ……………………………………… 24
78. 烟草对人体有什么危害 …………………………………… 25
79. 如何戒烟 …………………………………………………… 25
80. 什么是镇静催眠药物 ……………………………………… 26
81. 镇静催眠药物中毒怎么办 ………………………………… 26

82. 什么是精神分裂症 …… 27
83. 什么因素会导致精神分裂症 …… 27
84. 哪些人容易患精神分裂症 …… 27
85. 精神分裂症患者一定是受了精神刺激吗 …… 27
86. 男性和女性谁更容易患精神分裂症呢 …… 28
87. 精神分裂症发病和经济条件有关吗 …… 28
88. 精神分裂症会遗传吗 …… 28
89. 父母一方有精神分裂症，子女的患病概率有多大 …… 28
90. 父母均有精神分裂症，子女的患病概率有多大 …… 28
91. 精神分裂症的临床表现是什么 …… 28
92. 如何识别早期精神分裂症 …… 29
93. 患者能主动去医院看病，就可以排除精神分裂症吗 …… 29
94. 精神分裂症患者"幻听"的特点是什么 …… 29
95. 精神分裂症患者妄想的特点是什么 …… 30
96. 精神分裂症患者为什么经常感到注意力和记忆力差 …… 30
97. 精神分裂症患者会自杀吗 …… 30
98. 患者神志清晰，可以排除精神分裂症吗 …… 30
99. 精神分裂症能根治吗 …… 31
100. 哪些因素会影响精神分裂症患者的预后 …… 31
101. 精神分裂症的有效治疗方式有哪些 …… 31
102. 治疗精神分裂症的药物会让患者越来越傻吗 …… 32
103. 精神分裂症患者适合心理治疗吗 …… 32
104. 哪些精神分裂症患者可以自愿采取门诊或住院治疗 …… 32
105. 哪些精神分裂症患者必须住院治疗 …… 32
106. 精神分裂症患者什么情况下可以出院 …… 32
107. 为什么精神分裂症患者病情会反复发作 …… 33
108. 如何预防精神分裂症复发 …… 33
109. 为什么精神分裂症患者要长期吃药 …… 34
110. 精神分裂症患者的药物治疗分为几个阶段 …… 34
111. 精神分裂症急性期药物治疗主要解决哪些问题 …… 34

112. 精神分裂症巩固期药物治疗主要解决哪些问题 …………… 34
113. 精神分裂症维持期药物治疗主要解决哪些问题 …………… 34
114. 精神分裂症患者服药多长时间就可以减药 ………………… 34
115. 首次发作的精神分裂症患者维持期需服用多长时间药物 …… 35
116. 复发的精神分裂症患者维持期需服用多长时间药物 ……… 35
117. 为什么精神分裂症患者要定期复诊 ………………………… 35
118. 精神分裂症患者可以结婚吗 ………………………………… 35
119. 精神分裂症患者可以怀孕吗 ………………………………… 35
120. 精神分裂症患者的孩子患病概率有多大 …………………… 35
121. 精神分裂症患者能出去工作吗 ……………………………… 36
122. 精神分裂症患者不吃药,仅通过自我调节能痊愈吗 ……… 36
123. 如何使精神分裂症患者像常人一样生活 …………………… 36
124. 精神分裂症患者的亲属应该怎么做 ………………………… 36
125. 什么是慢性精神分裂症患者 ………………………………… 37
126. 慢性精神分裂症患者如何治疗 ……………………………… 37
127. 什么是难治性精神分裂症患者 ……………………………… 38
128. 哪些因素会导致精神分裂症难治 …………………………… 38
129. 难治性精神分裂症患者治疗时要注意什么 ………………… 39
130. 为什么有的精神分裂症患者的幻觉、妄想消失了,却产生了抑郁症状 ……………………………………………………………… 40
131. 为什么有的精神分裂症患者会在服用抗精神病药物期间出现强迫症状,该如何处理 ……………………………………… 40
132. 什么是持久的妄想性障碍 …………………………………… 40
133. 什么原因会导致持久的妄想性障碍 ………………………… 40
134. 持久的妄想性障碍的表现有哪些 …………………………… 41
135. 持久的妄想性障碍的妄想特点是什么 ……………………… 41
136. 如何治疗持久的妄想性障碍 ………………………………… 41
137. 什么是双相障碍 ……………………………………………… 42
138. 双相障碍会遗传吗 …………………………………………… 42
139. 哪些因素会影响双相障碍的发病 …………………………… 42

140. 双相障碍患者一定是因为受了精神刺激才发病的吗 …………… 43
141. 双相障碍的主要表现有哪些 …………………………………… 43
142. 躁狂发作的表现有哪些 ………………………………………… 43
143. 抑郁发作有哪些表现 …………………………………………… 44
144. 双相障碍主要有哪些类型 ……………………………………… 45
145. 双相障碍的治疗原则是什么 …………………………………… 45
146. 哪些药物可以治疗双相障碍 …………………………………… 46
147. 心境稳定剂包括哪些药物,如何选择 ………………………… 46
148. 碳酸锂常用剂量是多少 ………………………………………… 47
149. 服用碳酸锂为什么要监测血药浓度 …………………………… 47
150. 碳酸锂中毒的症状有哪些 ……………………………………… 47
151. 碳酸锂中毒了怎么办 …………………………………………… 48
152. 哪些人群不适合服用丙戊酸盐 ………………………………… 48
153. 治疗双相障碍需要注意什么 …………………………………… 48
154. 双相障碍有哪些危害 …………………………………………… 48
155. 双相障碍容易复发吗 …………………………………………… 49
156. 导致双相障碍复发的原因是什么,如何避免 ………………… 49
157. 如何治疗双相障碍 ……………………………………………… 49
158. 人为什么会患抑郁症 …………………………………………… 50
159. 双相障碍与抑郁症有何不同 …………………………………… 50
160. 为什么抑郁症患者内心很痛苦 ………………………………… 51
161. 抑郁症不及时治疗会怎么样 …………………………………… 51
162. 抑郁症患者会有哪些躯体不适 ………………………………… 51
163. 长期睡眠不好会抑郁吗 ………………………………………… 52
164. 抑郁症和性格有关系吗 ………………………………………… 52
165. 哪些抑郁症患者的病情容易复发 ……………………………… 52
166. 心境稳定剂有哪些用途 ………………………………………… 52
167. 抗抑郁药是怎么缓解抑郁情绪的 ……………………………… 53
168. 双相障碍治疗时有哪些注意事项 ……………………………… 53
169. 怎样看待双相障碍治疗药物的副作用 ………………………… 54

170. 双相障碍患者需要做电疗吗 …………………………… 54
171. 什么是难治性抑郁症 ……………………………………… 54
172. 如何护理双相障碍患者 …………………………………… 54
173. 抑郁症患者家属应该怎么做 ……………………………… 55
174. 双相障碍患者的心理治疗包括哪些 ……………………… 55
175. 抑郁症患者可以不吃药只进行心理治疗吗 ……………… 55
176. 儿童会得双相障碍吗 ……………………………………… 55
177. 双相障碍患者可以怀孕吗 ………………………………… 56
178. 抗精神病药物对胎儿有多大影响 ………………………… 56
179. 双相障碍患者会自杀吗 …………………………………… 56
180. 双相障碍患者可以彻底治愈吗 …………………………… 56
181. 什么是神经症 ……………………………………………… 56
182. 人为什么会患神经症呢 …………………………………… 56
183. 如何诊断神经症 …………………………………………… 57
184. 如何增强患者治疗神经症的信心 ………………………… 57
185. 神经症如何分类 …………………………………………… 57
186. 神经症严重吗 ……………………………………………… 57
187. 神经症患者不吃药能自愈吗 ……………………………… 57
188. 神经症患者除了吃药还有没有更好的治疗办法 ………… 58
189. 神经症能彻底治愈吗 ……………………………………… 58
190. 神经症患者是不是需要终身服药 ………………………… 58
191. 治疗神经症的药物副作用大吗 …………………………… 58
192. 神经症患者可以不吃药只做心理治疗吗 ………………… 58
193. 神经症心理治疗的方法有哪些 …………………………… 59
194. 神经衰弱是神经症吗 ……………………………………… 59
195. 神经衰弱与容易疲劳的区别是什么 ……………………… 59
196. 神经衰弱患者有什么表现 ………………………………… 59
197. 神经衰弱如何预防 ………………………………………… 59
198. 亲朋好友如何与神经症患者相处 ………………………… 59
199. 做事容易着急上火是焦虑症吗 …………………………… 60

200. 什么是焦虑症 …………………………………………………… 60
201. 什么是惊恐发作 ………………………………………………… 60
202. 什么是场所恐怖症,如何治疗 ………………………………… 60
203. 恐惧症状一般持续多久可以诊断为恐惧症 …………………… 61
204. 什么是强迫症 …………………………………………………… 61
205. 强迫症和性格有关系吗 ………………………………………… 61
206. 强迫症的预后怎么样 …………………………………………… 61
207. 强迫症可以手术治疗吗 ………………………………………… 62
208. 自我感觉有强迫症,需要看医生吗 …………………………… 62
209. 什么是躯体形式障碍,如何治疗 ……………………………… 62
210. 如何诊断躯体形式障碍 ………………………………………… 62
211. 如何治疗躯体形式的疼痛障碍 ………………………………… 63
212. 神经症会不会遗传 ……………………………………………… 63
213. 神经症如何治疗 ………………………………………………… 63
214. 如何预防神经症 ………………………………………………… 64
215. 哪些人容易得神经症 …………………………………………… 64
216. 治疗神经症的常见药物有哪些 ………………………………… 64
217. 神经症药物治疗需要注意什么 ………………………………… 64
218. 抑郁性神经症与抑郁症一样吗 ………………………………… 64
219. 什么是惊恐障碍 ………………………………………………… 65
220. 哪种性格的人容易患躯体形式障碍 …………………………… 65
221. 焦虑障碍患者的家属需要注意什么 …………………………… 65
222. 如何帮助强迫症患者 …………………………………………… 65
223. 强迫症患者可以通过改变环境或自我调节而自愈吗 ………… 66
224. 什么是分离转换性障碍 ………………………………………… 67
225. 引起分离转换性障碍的原因是什么 …………………………… 67
226. 哪些人易患分离转换性障碍 …………………………………… 68
227. 分离转换性障碍会遗传吗 ……………………………………… 69
228. 分离转换性障碍的主要表现有哪些 …………………………… 69
229. 分离转换性障碍的治疗原则是什么 …………………………… 69

230. 分离转换性障碍患者的病情可以自行缓解吗 ……………… 70
231. "爱表现,爱显摆"是不是分离转换性障碍 ……………… 70
232. 分离转换性障碍中的"分离"具体指什么 ………………… 70
233. 分离转换性障碍中的"转换"具体指什么 ………………… 71
234. 什么是分离性漫游症,和梦游症一样吗 ………………… 71
235. "鬼上身"是怎么回事 ……………………………………… 71
236. 神医一夜治愈常年瘫痪的患者,这可能吗 ……………… 72
237. 患者突然全身抽搐,不省人事,这是"羊癫疯"发作了吗 …… 72
238. 分离转换性障碍患者何时需要就医 ……………………… 73
239. "歇斯底里""癔症"和分离转换性障碍的关系是什么 …… 73
240. 失音症有什么表现 ………………………………………… 74
241. 什么是"梅核气" …………………………………………… 74
242. 暗示疗法对分离转换性障碍有效吗 ……………………… 74
243. 分离转换障碍患者如何治疗 ……………………………… 75
244. 所有的分离转换障碍患者都需要住院治疗吗 …………… 75
245. 分离转换性障碍患者是"装病"吗 ………………………… 75
246. 癔症型人格障碍的人一定会得癔症吗 …………………… 76
247. 怎样才不会将癔症性精神病错当作精神分裂症而常年服药治疗 ……………………………………………………………… 76
248. 亲友如何帮助癔症性精神病患者 ………………………… 77
249. 什么是急性应激障碍 ……………………………………… 77
250. 急性应激障碍的应激源有哪些 …………………………… 77
251. 急性应激障碍是不是抑郁症 ……………………………… 78
252. 急性创伤性应激障碍主要有哪些表现 …………………… 78
253. 急性应激障碍的治疗原则及方法是什么 ………………… 78
254. 普通人如何预防天灾人祸带来的伤害 …………………… 79
255. "正念"是什么,对于应激障碍的治疗效果如何 ………… 79
256. 急性应激障碍需要药物治疗吗 …………………………… 80
257. 急性应激障碍常用的心理治疗有哪些 …………………… 80
258. 什么是创伤后应激障碍 …………………………………… 81

259. 什么是创伤性事件 …………………………………………… 81
260. 如何发现亲友"受到创伤",该如何应对 …………………… 81
261. 同样是经历了创伤性事件,但为什么只有一小部分人最终成为 PTSD …………………………………………………………… 82
262. 为什么退伍军人更易发生 PTSD ……………………………… 83
263. PTSD 主要的临床表现是什么 ………………………………… 83
264. PTSD 对人体有哪些危害 ……………………………………… 83
265. PTSD 的治疗方法有哪些 ……………………………………… 84
266. PTSD 易与哪些疾病混淆 ……………………………………… 84
267. PTSD 能治愈吗 ………………………………………………… 85
268. PTSD 患者会自杀吗 …………………………………………… 85
269. 重大灾难性应激事件后会发生哪些心理创伤呢 …………… 86
270. 如何应对重大应激事件的危机干预 ………………………… 87
271. 什么是适应障碍,有哪些表现 ……………………………… 87
272. 急性应激障碍、适应障碍和创伤后应激障碍如何鉴别 …… 89
273. 治疗精神障碍的药物如何分类 ……………………………… 89
274. 精神疾病的药物治疗是从何时开始的 ……………………… 89
275. 抗抑郁药是如何研发出来的 ………………………………… 91
276. 精神药物和精神药品是一回事吗 …………………………… 92
277. 什么是抗精神病药 …………………………………………… 94
278. 抗精神病药如何分类 ………………………………………… 94
279. 两大类抗精神病药有何不同 ………………………………… 95
280. 抗精神病药主要治疗哪些疾病 ……………………………… 95
281. 什么是锥体外系不良反应 …………………………………… 95
282. 患者服用奥氮平以后,为什么会发胖 ……………………… 96
283. 未婚的女性精神疾病患者为什么会分泌乳汁 ……………… 97
284. 为什么精神症状消失后还不能停药 ………………………… 97
285. 患了焦虑症,为什么医生开的处方是抗抑郁药 …………… 98
286. 为什么三环类抗抑郁药不作为治疗抑郁症的首选药物 …… 98
287. 为什么抗抑郁药没有立竿见影的效果呢 …………………… 99

288. 临床上哪些抗抑郁药的疗效比较好 …………………… 100
289. SSRI 类药物有什么特点 …………………………………… 100
290. 不同的 SSRI 类抗抑郁药疗效有差异吗 ………………… 101
291. SSRI 类药物有副作用吗 …………………………………… 102
292. SSRI 类药物会成瘾吗 ……………………………………… 102
293. 文拉法辛和度洛西汀的临床疗效有何不同 …………… 103
294. 服用抗抑郁药后出现性功能障碍怎么办 ……………… 103
295. 什么是心境稳定剂 ………………………………………… 103
296. 临床常用的心境稳定剂有哪些 …………………………… 103
297. 为什么服用碳酸锂治疗的躁狂症患者需要监测血药浓度 … 104
298. 服用锂盐还应注意哪些问题 ……………………………… 104
299. 为什么服用丙戊酸盐的患者应监测血药浓度 ………… 105
300. 丙戊酸盐长期治疗有哪些不良反应 …………………… 105
301. 为什么氯氮平最好不要和卡马西平合用 ……………… 105
302. 奥卡西平和卡马西平有什么不同 ………………………… 105
303. 使用拉莫三嗪治疗时为什么要非常缓慢地增加剂量 … 106
304. 为什么抑郁症患者可以变成躁狂症 ……………………… 106
305. 什么是抗焦虑药 …………………………………………… 107
306. 临床常用的抗焦虑药有哪些 ……………………………… 107
307. 苯二氮䓬类药物有哪些优点 ……………………………… 107
308. 为什么苯二氮䓬类药物不宜长期使用 ………………… 108
309. 惊恐障碍该用什么药物治疗 ……………………………… 108
310. 治疗广泛性焦虑障碍（GAD）的药物有哪些 …………… 108
311. 丁螺环酮和坦度螺酮治疗焦虑障碍有什么特点 ……… 109
312. 国内的苯二氮䓬类药物有哪些品种 …………………… 109
313. 哪些药物具有催眠作用 …………………………………… 109
314. 吃安眠药会成瘾吗 ………………………………………… 110
315. 肝功能异常的患者可以服用什么催眠药 ……………… 110
316. 佐匹克隆和右佐匹克隆有什么不同 …………………… 110
317. 唑吡坦可以长期服用吗 …………………………………… 110

318. 为什么抗抑郁药引起的焦虑和失眠可以用米氮平治疗 …… 111
319. 失眠一定要用药物治疗吗 ……………………………… 111
320. 痴呆可以用药物治疗吗 ………………………………… 112
321. 药物治疗为什么可以延缓痴呆的发展 ………………… 112
322. 多奈哌齐为什么可以治疗轻中度痴呆 ………………… 112
323. 中重度痴呆患者用什么药治疗比较好 ………………… 113

1. 什么是精神障碍

简单来说,精神障碍就是精神出了问题,主要表现为认知、情感、意志行为等方面的异常。精神障碍可以是较轻的疾病,比如睡眠障碍、焦虑症等;可以是较重的疾病,比如老年痴呆、精神分裂症等;也可以是儿童青少年期的精神问题,比如多动症、孤独症等;还可以是老年期的精神问题,比如脑血管病所致精神障碍等。精神障碍包括的疾病种类高达上百种。

2. 如何判断一个人是否患精神障碍

主要从三方面来判断:第一,和他一贯的表现相比较,看是否有改变。比如以前开朗活泼的一个人最近变得少言寡语、郁郁寡欢,或者以前情绪稳定、态度温和,最近变得脾气暴躁、易激惹,那么可能出现了精神障碍。第二,和大多数正常人的精神状态相比,有无明显差别。比如一个人总自言自语,显然和正常人有差别,那么这个人就有可能患上了精神障碍。第三,结合个体的心理背景和当时的处境具体分析和判断。比如一个人突然失去亲人了,虽然悲痛欲绝,哭泣不止,睡眠差,但也不能认为其出现了精神障碍。

3. 常见的精神障碍有哪些

常见的精神障碍有精神分裂症、抑郁症、焦虑症、恐惧症、强迫症、躯体化障碍、疑病症、双相障碍、脑器质性精神障碍、分离转换障碍、应激障碍等。

4. 什么原因会导致精神障碍

导致精神障碍的原因很多,目前大多数精神障碍的发病原因尚不明了,也无特异性的体征和实验室指标。但是有一点已经达成了共识:精神障碍和其他躯体疾病一样,均是生物、心理、社会因素共同作用的结果。生物学方面主要有遗传因素、神经发育异常、感染等因素。

比如一般人群精神分裂的发病率约为1%,但是如果父母一方有精神分裂症,他们的子女患此病的概率则高达13%。另外,很多证据表明,神经发育异常和分裂症、偏执性精神病、抑郁症、儿童注意缺陷障碍等疾病有关,不同脑区发育异常可导致不同的临床症状。梅毒、人类免疫缺陷病毒、单纯疱疹病毒等感染也可导致精神障碍。心理与社会因素在许多精神障碍的发生、发展过程中起重要的作用,甚至是决定性作用,如心理、社会因素是应激障碍的直接病因,是精神分裂症、抑郁症、焦虑症等疾病的"扳机"。

5. 精神障碍患者就是"疯子"吗

"疯子"是普通老百姓对言行明显不正常之人的通俗称呼,一般来说,重性精神障碍才可能表现出老百姓所认为的"疯子"症状。精神障碍包含很多种疾病,较轻的疾病患者外表看起来并无明显异常,更不会做出伤人、毁物等异常举动,比如睡眠障碍、焦虑障碍、轻度抑郁症等。因此,不能把所有的精神障碍患者都归为"疯子"。况且"疯子"一词本身带有歧视之意,非专业名词。

6. 精神障碍和精神病有什么区别

很多人把精神障碍和精神病混为一谈,其实两者概念并不一样。精神病指的是造成社会功能障碍和现实检验能力下降的一组重性精神障碍,幻觉、妄想突出,病程长短不一,部分患者会出现持久的功能损害,包括精神分裂症、偏执性精神障碍和急性短暂性精神障碍。而精神障碍包含了很多种疾病,当然也不能除外精神病。因此,不能认为所有的精神障碍患者都有精神病。

7. 精神病和神经病是一回事吗

虽然精神病和神经病听起来很像,但本质完全不同。精神病一般包括精神分裂症、偏执性精神障碍和急性短暂性精神障碍。而神经病指神经肌肉系统有器质性病变,如脑出血、脑梗死、脑外伤等疾病导致神经系统受到损害,出现意识障碍、瘫痪、感觉异常等,甚至是死亡。

8. 精神障碍会遗传吗

目前认为大多数功能性精神障碍可能和遗传有关,家族里有精神障碍患者的人群比没有精神障碍家族史的人群患病率高。但是,精神障碍到底和哪个基因有关,尚无定论。现代遗传学研究认为,精神障碍是一种多基因遗传。

9. 哪些精神障碍属于重性精神病

我国对重性精神病没有统一的规范,各地根据国家卫健委的文件所提出的要求不一。如北京市目前要求上报的重性精神病包括:①痴呆;②癫痫所致精神障碍;③颅脑损伤所致精神障碍;④慢性酒精中毒所致精神障碍;⑤精神分裂症;⑥持久的妄想性障碍;⑦分裂情感性障碍;⑧躁狂发作(伴有精神病性症状和冲动行为);⑨双相情感障碍;⑩抑郁发作(伴有精神病性症状和自杀行为);⑪复发性抑郁障碍(伴有持续和严重社会功能损害);⑫精神发育迟滞(中度及以上);⑬精神发育迟伴发精神障碍。而一些城市要求上报6种重性精神病:脑器质性精神障碍、癫痫所致精神障碍、精神分裂症、分裂情感性精神障碍、双相情感障碍和偏执性精神病。

10. 精神障碍患者发病一定是因为受了"刺激"吗

精神障碍患者不一定是受了"刺激"。有一些精神障碍患者没有受到任何"刺激"即发病了,和其本身的身体状况有关,如遗传、神经发育异常等。有一些患者虽然发病前受到了"刺激",但是这些"刺激"有可能只是一个诱发因素,只是在其本身易患病体质的基础上起"助燃"的作用。如一个精神分裂症患者因为失恋发病,失恋只是一个"扳机",并非发病的必备条件。而对于"应激障碍"来说,"刺激"则是必备条件,而且这个"刺激"必须足够强烈。

11. 成年期发病的精神障碍患者和遗传无关吗

有些成年期发病的精神障碍患者的家属总会说:"我们这个患者不是先天性的,是后天得的。"希望和遗传撇清关系。其实,除了精神发育迟滞、孤独症等疾病外,绝大多数精神障碍患者都是"后天发病",如精神分裂症常在青壮年时起病,男性发病年龄一般为15~25岁,女性更晚。但是这些疾病都和遗传有一定的关系。

12. 心眼小、性格内向的人是不是更容易患精神障碍

性格在精神障碍的发病中起一定的作用。性格具有稳定性、独特性。俗话说"江山易改,本性难移",性格一旦形成,很难改变。性格开朗的人对人坦率、热情,容易与人交流思想、感情,愿意理解别人,也容易被人理解,与人相处中误会和矛盾较少,即使有也容易解决,并且对挫折有较强的耐受性,所以出现精神障碍的概率较低。而性格内向的人孤僻,喜欢独处,不善交际,与人保持一定的距离,不太关心别人,别人对其也就比较疏远和冷淡,人际关系较差,并且面对挫折时显得无能为力、耐受性差,因此容易罹患精神障碍。

13. 什么是精神症状

精神症状是指在认知、情感、意志行为等精神活动领域出现的异常表现。它的主要特点为:①症状不受患者意识的控制,也就是说不以患者的意志为转移;②症状一旦出现,难以通过转移令其消失;③症状的内容与周围环境不相称,比如患者担心自己患有重病,但是经过各项检查,并未发现明显异常,尽管如此,也不能打消患者患重病的疑虑;④症状会给患者带来不同程度的功能损害,比如强迫症的患者因为怕脏反复洗手,并且回避接触"脏东西",以至于影响了患者的正常生活。

14. 有些精神障碍患者能听见别人听不到的声音，这是什么症状

这种症状称为"幻听"，是重性精神障碍常见的症状。通俗讲，就是外界没有人说话，而患者却能听到。患者经常自言自语，或做倾听状，似乎在和"声音"对话。有的"声音"命令患者做某事，有的"声音"对患者的言行进行评论。患者可能会受"声音"的支配做出危险的行为，如自杀等；也可能因为"声音"内容的好坏而哭笑无常。

15. 有些精神障碍患者坚信歪曲事实的想法是真的，这是什么症状

此症状称为"妄想"，是指患者病理性地歪曲信念，是病态的推理和判断，有三个特点：①信念的内容与事实不符，没有客观现实基础，但患者却坚信不疑。比如没有人和患者作对，患者却坚信有人要害他；丈夫没有出轨，却坚信丈夫有外遇。②妄想内容均和患者利益相关，患者总会感到别人在议论他、跟踪他、控制他等。③妄想具有个体独特性。④妄想内容因文化背景和个人经历而有所不同，但常有浓厚的时代色彩。比如现在网络普及，一些患者会认为有人在用摄像头监控他，并且把他的一言一行都放到了网络上，使众人皆知。

16. 有些精神障碍患者"前言不搭后语"，这是什么症状

此症状称为"联想散漫"，是一种思维形式障碍，是指患者思维的目的性、连贯性和逻辑性出现了障碍，内容散漫，缺乏主题，不知所云，说话东拉西扯，不知道自己到底想表达什么，与人沟通困难。典型的联想散漫表述为："不知者不为过，有过失伤到感情，健康，补救的方法再多，还是伤到感情，影响情绪。在父母面前，尤其在这段日子里，我

想讲,一个再伟大的父母都会有缺点和过失的,这个我真的可以谅解。你们可以为一个有结果的事情,担忧费心很多年,为什么不能让一个未来中的事情……"

17. 为什么有些精神障碍患者总是很开心,无忧无虑,感到"脑子较以前灵活";而有些却总是愁眉苦脸,感觉"脑子变笨了"

精神障碍的分类多种多样,不同精神障碍患者的表现不同,有些精神障碍患者的表现甚至完全相反。比如抑郁症和躁狂症,躁狂症的患者情绪高涨,很开心,无忧无虑,自我感觉良好,精力旺盛,言语增多,感觉脑子反应灵活,言语夸大;而抑郁症患者情绪低落,愁眉苦脸,感到自己不如人,疲倦,不想做事情,语量减少,感到大脑反应迟钝,比以前笨了,记忆力差。

18. 有些精神障碍患者"什么事情都不想做,生活懒散",这是什么症状

此症状称为"意志减退",是一种意志行为障碍的表现。表现为意志活动减少,对周围的一切事物不感兴趣,即使是以前感兴趣的事情,现在也觉得兴趣索然。比如以前喜欢购物、打扮,患病后不愿意出门,装扮邋遢。严重的时候日常生活都懒得料理,更无法工作学习,社会功能明显受损。常见于抑郁症和精神分裂症。

19. 为什么有些精神障碍患者会表情呆滞

表情呆滞是情感障碍常见的一种临床表现,称为情感淡漠。表现为对外界刺激缺乏相应的表现,表情呆板,缺乏内心体验,没有喜怒哀乐悲恐惊的感受,对周围的事情也漠不关心。如女儿结婚也没有任何的喜悦之情,完全和外界不协调。常见于精神分裂症。

20. 有些精神障碍患者不承认自己有精神疾病，那他就健康吗

躯体疾病患者因为躯体不适，可以主动到医院看病，而精神障碍和躯体疾病不同，疾病越严重，患者越不能认识到自己有病。比如有一些患者言语已非常荒谬，说有高科技手段能探测到他的想法，并且已公布于众等。不是学医的人都能看出来他有精神障碍了，但是患者却拒绝就诊，认为自己没有病，最后只得哄骗或是强制将患者送到医院，这种情况多见于脑器质性精神障碍、分裂症、双相障碍等重性精神疾病。而疾病越轻，自己感到越痛苦，求治的愿望越强烈，如焦虑障碍、强迫症、睡眠障碍等。

21. 目前有没有一种仪器可以确诊精神障碍及其类型

精神障碍大致可分为病因明确和病因未明两大类。病因明确的可以通过现代检测方法找出致病的客观依据，如癫痫所致精神障碍可以通过脑电图等方法进行检测，脑血管病所致精神障碍可以通过头颅CT、头颅 MRI 检测。但是病因未明的精神障碍，如精神分裂症、抑郁症等疾病，目前尚无特异性的检测方法对其进行诊断，只能通过详尽的精神检查和神经心理测定之后，结合病史及相关社会心理因素，进行综合分析，得出诊断结果。所以，对于精神分裂症、抑郁症、双相障碍、神经症等病因未明的精神障碍患者，没有一种仪器可以诊断其是否患有精神障碍以及精神障碍的类型。

22. 仅凭心理测定就可以确诊精神障碍及其类型吗

通过心理测定可以了解患者的智力、人格特点、情绪状态、思维内容等方面的内容。如果想要取得可信的结果，有一个重要的前提，那就是受试者必须合作。因此，心理测验的结果和患者的测验动机、测验态度密切相关，只有受试者愿意通过真诚的回答来揭示他的心理活

动特点,才可信。即使如此,心理测定对于精神障碍的诊断仅仅是一个参考,不能起到决定性的作用。想要得到最终结论还需要结合目前患者的精神检查、躯体及神经系统检查、实验室检查、病史等进行综合分析。

23. 心理测验包括哪几类

常用的心理测验主要包括四大类:①智力测验:可以测量一个人智商的高低,如韦克斯勒智力测验、瑞文测验、中国比内测验等。②人格测验:测量一个人的人格特点,如明尼苏达多项人格测验、艾森克人格测验、16种人格因素调查问卷等。③心理与行为问题评估:了解一个人在近一周的感知觉、思维、情绪、意志行为、睡眠饮食等方面的情况,如90项症状清单(SCL-90)、宗氏抑郁自评量表(SDS)、宗氏焦虑自评量表(SAS)、Hamilton抑郁量表(HAMD)等。④应激及相关问题评估:评估一个人应激源的种类及应对方式,如生活事件量表(LES)、应对方式问卷等。

24. 心理测定需要注意什么

进行心理测定时,除了需要受试者配合外,还需注意:①受试者需有一定的文化程度,能读懂题或者明白施测者问题的含义;②施测者熟悉心理测验的内容、程序、注意事项,了解受试者的躯体状况、文化程度,提前准备好心理测验相关物品,这样才能做到有条不紊、忙而不乱;③施测者严格按照指导语的要求实施测验,不得随意改变;④在受试者时间宽裕、精力充沛、合作的时候施测。

25. 精神障碍的治疗方法有哪些

因为精神障碍是生物、心理、社会三方面因素共同作用的结果,所以精神障碍的治疗方法主要包括药物治疗、心理治疗和物理治疗。

26. 治疗精神障碍的药物会让人越吃越傻吗

目前,治疗精神障碍的药物都是经过政府批准用于临床的,也就是它的安全性和有效性经过了Ⅰ期、Ⅱ期和Ⅲ期的临床试验验证之后才被批准的。虽然有一些难以避免的副作用,但是都较小,也不会对大脑和全身各脏器造成实质性的损害。这些药物不但不会让人变傻,反而会将紊乱的大脑功能调至正常,从而保护患者的大脑。

27. 精神障碍可以手术治疗吗

除了脑器质性精神障碍的部分患者可针对病因进行手术治疗外,其他精神障碍均不建议手术治疗。因为这些疾病的病因未明,具体是哪个脑区出现了异常以及出现了怎样的异常不明确,因此手术治疗的部位和手术治疗的方式无法确定,手术治疗显然不合适。而且事实证明,一部分患者手术治疗后,不但疗效不令人满意,甚至出现了记忆力差、反应迟钝、情感淡漠等后遗症。

28. 治疗精神障碍中药是否比西药更有优势

受中国传统观念的影响,公众普遍认为中药治疗副作用小,可以根治精神障碍,并且受这个误区的影响,一些病情稳定的精神障碍患者停用原来服用的西药,改为中药,结果使病情加重。目前,国内仅研发了几种治疗轻度抑郁症的中药,尚没有证据证明中药对绝大多数精神障碍患者有效,即使使用,也是辅助性的。

29. 哪些精神障碍患者预后较差

一般来讲,起病年龄早、未婚、文化程度低、病前性格内向、人际关系不良、家庭社会支持差、家庭情感表达少、起病缓慢、治疗不及时、服药依从性差、有阳性家族史的患者预后差。

30. 为什么精神障碍患者要"早发现、早治疗"

和躯体疾病一样,精神障碍在发病早期,患者的症状较轻、不严重,治疗相对容易,对药物敏感,一般药物的有效治疗量较低,可以减少药物带来的副作用,并且用药后,患者的症状通常可以快速缓解,不残留症状,避免病程的慢性化,可使其很好地回归社会。

31. 如何预防精神障碍

预防主要分为三级:

一级预防:即病因预防,主要是加强精神卫生知识的普及和宣教;防止近亲结婚;对于精神障碍"易感人群"给予特殊的心理干预措施,找到心理宣泄的途径,预防和减少精神障碍的发生。

二级预防:早发现、早诊断、早治疗。争取疾病良好的预后,防止复发。由于许多精神障碍起病隐匿,患者往往失去了早期治疗的机会。因此,二级预防是防治工作中最为重要的环节。对于可疑精神障碍者,建议其及时就诊,明确诊断,合理治疗,争取使疾病得到最大限度的缓解。

三级预防:做好精神障碍患者的康复训练,最大限度地促进患者社会功能的恢复,减少功能残疾,提高患者的生活质量。

32. 什么是老年痴呆症

老年痴呆症又叫阿尔茨海默病(AD),是一种起病隐匿、进行性发展的神经系统退行性疾病。临床上主要表现为记忆障碍、失语、失用、失认、视空间技能损害、执行功能障碍以及人格改变、行为改变等全面性痴呆表现。到目前为止,此病病因不明。65岁以前发病者为早老性痴呆,65岁以后发病者为老年性痴呆。

33. 老年痴呆是什么原因引起的

从目前的研究来看,该病的可能致病因素和假说多达30余种,如家族史、女性、头部外伤、低教育水平、甲状腺病、母育龄过高或过低、病毒感染等。免疫系统的进行性衰竭、机体解毒功能削弱及慢病毒感染等生理因素,以及丧偶、独居、经济困难、生活颠簸等社会心理因素也可成为发病诱因。综合来看,老年痴呆可能是一组异质性疾病,在多种因素(包括生理、社会、心理因素)的共同作用下发病。

34. 老年痴呆有哪些表现

轻度的老年痴呆主要表现为:记忆减退,对近事遗忘突出;判断能力下降,难以处理复杂的问题;工作或家务劳动漫不经心,不能独立购物、处理经济事务等,社交困难;尽管仍能做些早已熟悉的日常工作,但对新的事物却往往茫然难解、情感淡漠,对所处地理位置定向困难,对复杂结构的视空间能力差;言语词汇少,命名困难等。

中度的老年痴呆主要表现为:远、近记忆均严重受损,简单结构的视空间能力下降,时间、地点定向障碍;在处理问题、辨别事物的相似点和差异点方面有严重损害;不能独立进行室外活动,在穿衣、个人卫生以及保持个人仪表方面需要帮助;不能计算;可见失语、失用和失认;情感由淡漠变为急躁不安,常走动不停,可见尿失禁。

重度老年痴呆患者已经完全依赖照护者,严重记忆力丧失,仅存片段的记忆;日常生活不能自理,大小便失禁,呈现缄默、肢体僵直,有强握、摸索和吸吮等原始反射,最终昏迷。一般死于感染等并发症。

35. 老年痴呆怎么治疗

老年痴呆的治疗包括药物治疗和非药物治疗。①药物治疗:目前尚无特效药逆转认知功能受损或有效阻止病情进展,只能延缓疾病的发展速度。主要药物包括多奈哌齐、石杉碱甲、美金刚等。如果患者出现精神症状可选择抗精神病药物进行对症治疗。②非药物治疗:包括对患者进行早期心理干预和康复治疗,还包括对患者家属进行相关知识的健康教育,以及为患者提供各种社会服务(如日间照料)。

36. 老年痴呆能治愈吗

老年痴呆症是一种进行性发展的疾病,其病程是不可逆的,就目前的医疗水平来看,老年痴呆症尚无法完全治愈。但只要精心护理,可以较大限度地延长患者的生命,并且在一定程度上改善患者的生活质量。

37. 怎样护理老年痴呆患者

护理老年痴呆患者大致分为以下六方面:①仔细照料生活:了解患者的睡眠方式,合理安排患者的作息时间,充分发挥患者兴趣爱好。加强营养,给予患者营养丰富又易于消化的食物,要指导患者缓慢进食,防止噎食。②关心尊重老人:尊重患者的生活习惯和自尊心,不要过多指责,多鼓励。③创造舒适环境:为患者创造一个和睦、舒适和清洁的家庭环境,保持一种恒定、宽容大度、关心体贴的气氛。④加强能力训练:鼓励患者多参加力所能及的体育锻炼,培养患者的日常生活能力。⑤观察病情变化:患者常常感觉迟钝,又缺乏主动能力,要加强观察其躯体变化,及早诊断,及早治疗。⑥防止意外发生:妥善管理家电、煤气等,防止患者发生意外。患者外出需有人陪伴,可把患者姓名、地址、联系方法等写在卡片上并让其随身携带,防止其意外走失。

38. 老年痴呆患者的最终结局是什么

老年痴呆患者到晚期时,生活不能自理,完全依赖看护者的照料;患者记忆力严重丧失,仅存片段的记忆;患者大小便失禁,常有强握、摸索和吸吮等原始反射,最终昏迷。一般会死于感染等并发症。

39. 老年痴呆患者能生存多长时间

老年痴呆患者的平均寿命为 8～10 年。患者及家属的态度及照料至关重要,也有老年痴呆患者患病后活 10 多年甚至 20 多年的。老年痴呆患者的生存时间主要受两个方面的影响:①能否早发现、早治疗；②能否综合治疗，包括基础疾病的治疗，老年痴呆的用药、食疗、智能锻炼等。

40. 老年痴呆是不是帕金森

老年痴呆不是帕金森。虽然这两种疾病都是老年人常见的脑神经改变性疾病，但帕金森是因为脑部黑质的多巴胺神经细胞病变造成的，主要表现为手脚颤抖、僵硬、行动迟缓等躯体方面症状，记忆力一般不会受影响，有思维迟缓和行动缓慢的症状，如计算速度慢、起身开门的动作慢、协调性比较差。另外，帕金森患者可能会出现抑郁、焦虑等症状，不爱与别人交往。而老年痴呆患者没有明显的躯体症状，主要表现为记忆力减退，特别是近记忆力受损，总爱忘事，对于年轻时的事情可能会记得很清楚；并且会存在性格改变，如变得爱计较，情绪容易激动，容易伤心；也会因记忆力差容易走丢。

41. 哪些人容易患老年痴呆

大量研究资料表明，以下人群容易患老年痴呆，应列为重点预防对象：①年龄越大的人，越要注意防范；女性的危险性大于男性。②有痴呆症家族史的人。③有脑外伤史的人。④文化水平低的人。接受过正规教育的人发病年龄比未受过教育者推迟7~10年。此外，长期情绪抑郁、离群独居、文化水平和语言水平低、丧偶且不再婚、不参加社交活动、缺乏体力和脑力活动的人也易患老年痴呆。

42. 老年痴呆会不会遗传

老年痴呆会遗传。科学家在长期研究后发现，老年性痴呆是一种多基因遗传病，如果父母或兄弟中有老年痴呆患者，则其患老年性痴呆症的可能性要比无家族史者高出4倍。因此，有老年性痴呆家族史的人，50岁以后就应该检查智力方面的问题，以便及时采取一些措施进行治疗。

43. 怎样预防老年痴呆

预防老年痴呆有9条建议：①科学进餐：坚持低脂低盐、荤素搭配的饮食，防止动脉硬化，从而减少老年痴呆的发生。②不用铝制炊具：尸检发现，痴呆症患者脑内铝的含量是一般人的4倍。③坚持用脑：坚持阅读、下棋、猜谜、吟诗作赋等脑力活动，使脑细胞始终处于兴奋状态，以减慢老化速度。④补充维生素：维生素B、叶酸可阻止动脉硬化，防止老年痴呆症的发生；维生素E能直接消除人体内的氧化物，保护脑细胞免受其害。⑤防治便秘：长期便秘可使人的智力大幅下降。⑥多听音乐：音乐对脑波、血流、荷尔蒙等都会产生积极影响，并能刺激人的各种感觉，进而活跃脑功能。⑦多做运动：叩齿运动可增加颜面及脑部的血流量；散步或慢跑等可为大脑提供更多的"能量"；手指运动可直接刺激脑细胞。⑧吃点补药：在专科医生的指导下服用中药治疗。⑨戒烟忌酒：香烟中的尼古丁、镉、铅等有毒物，酒中的甲醇等，都可使脑细胞变性。

44. 老年痴呆会引起其他疾病吗

老年痴呆一般不会直接导致其他疾病的发生。但中重度老年痴呆患者常会发生严重的并发症，如长期卧床昏迷导致褥疮、肺炎的发生；行动不稳导致跌倒、坠床，甚至骨折、脑出血等意外；进食障碍可导致严重营养不良、噎食等问题。老年痴呆患者常常会因并发症导致器官衰竭而死亡。

45. 我国有多少老年痴呆患者

国际阿尔茨海默病协会发布《世界阿尔茨海默病2018年报告》称，2018年全球约有5000万例老年痴呆患者，相当于每3秒钟就有1例老年痴呆患者被诊断出来。预计到2050年，这一数字将增至1.52亿，约是现在的3倍。目前，我国的老年痴呆患者人数位居世界首位，已超过1000万，以后将继续快速增长。其他痴呆患者较多的国家包括美国、印度、日本、巴西等。

46. 什么是谵妄

谵妄又叫急性脑综合征,主要表现为意识障碍、行为无目的、注意力无法集中等,患者的认知功能下降、觉醒度改变、感知觉异常、日夜颠倒。通常起病急,病情波动明显。常见于老年患者。谵妄并不是一种疾病,而是由多种原因导致的临床综合征。谵妄的发生往往先具有一定的易感因素,例如,年老、认知障碍(如老年痴呆)、躯体情况差(如心衰、癌症、脑血管病)、抑郁症、视听障碍、营养不良、水电解质失衡、药物/酒依赖等。当有一种或多种易感因素存在的情况下,大脑功能被削弱,影响大脑内环境的急性变化都会促发谵妄。有时环境变化也会促发谵妄,比如,更换住所或改变了照料者。

47. 谵妄是什么原因引起的

引起谵妄的常见原因有:感染(颅内感染、颅外感染),戒断症状,急性代谢性障碍(低血糖症、肝衰竭、肾衰竭),外伤(颅脑外伤、烧伤、中暑),中枢神经系统疾病(颅脑占位性病变、癫痫、其他脑病),营养缺乏(维生素 B_1 缺乏等),内分泌代谢障碍(甲亢、甲低等),急性血管性疾病(卒中、休克、TIA、高血压脑病等),中毒,缺氧,等等。

48. 谵妄有什么表现

谵妄通常急性或亚急性起病,症状日夜变化大,通常持续数小时或数天。典型的谵妄通常 10~12 天可基本恢复。患者发病前可出现前驱症状,如坐立不安、焦虑、激越行为、注意涣散和睡眠障碍等。随后出现谵妄的特征表现:意识障碍,神志恍惚,注意力不能集中,对周围环境与事物的觉察清晰度降低等。意识障碍表现为昼轻夜重,如患者白天交谈时可对答如流,晚上却出现意识混浊。定向障碍包括时间和地点的定向障碍,严重者会出现人物定向障碍。记忆障碍以即刻记忆和近记忆力障碍最为明显,患者尤其对新近事件难以识记。睡眠—

觉醒周期不规律,可表现为白天嗜睡而晚上活跃。好转后患者对谵妄时的表现或发生的事大部分遗忘。谵妄患者感知障碍较常见,包括感觉过敏、错觉和幻觉,并且对声光特别敏感。错觉和幻觉则以视错觉和视幻觉较常见,患者可因错觉和幻觉产生继发性的片段妄想、冲动行为。情绪紊乱非常突出,包括恐怖、焦虑、抑郁、愤怒甚至欣快等。

49. 谵妄怎么治疗

谵妄的治疗主要包括病因治疗、支持治疗和对症治疗。

(1)病因治疗　是指针对原发脑部器质性疾病或躯体疾病的治疗,这是最重要的治疗环节,但由于病因往往难以明确或不容易解决而使治疗变得困难。

(2)支持治疗　一般包括维持水电解质平衡,适当补充营养。在整个患者精神状态改变期间,建议适当控制环境以给患者充分的支持。应当给予患者强烈的白天或黑夜的线索提示:在白天,应当保持灯亮着,并营造一个活动的环境;在晚上,灯光应暗淡一些,居室应安静柔和。

(3)对症治疗　是指针对患者的精神症状给予精神药物治疗。为避免药物作用加深意识障碍,应尽量给予小剂量的短期治疗。抗精神病药如氟哌啶醇,因其嗜睡、低血压等副作用较轻,可首先考虑。其他新型抗精神病药物,如利培酮、奥氮平、喹硫平也可以考虑使用。但所有的镇静类药物包括苯二氮䓬类药物,都宜慎用。因为这类药物会加重意识障碍,甚至会抑制呼吸,并加重认知损害。建议提前与患者家人充分沟通,在告知其药物风险的情况下再使用。

50. 谵妄能治好吗

谵妄症状的出现提示患者处于急性危险状态,其转归与患者的基础疾病、平时健康状况等相关。其预后有以下3种:①不少患者在短期内(如1周内)会恢复正常,通常对病中情况不能完全回忆。②并发其他疾病或造成功能损害。③死亡:谵妄引起的死亡率较高,研究结果显示其死亡率为22%~76%不等。

51.脑外伤会引起精神障碍吗

大量临床实验表明,脑外伤会引起精神障碍。严重脑外伤引起的精神障碍称为脑外伤所致精神障碍,常见的有两类:一类以持续的心理功能缺损为主,如记忆障碍;另一类以情绪障碍与无力状态较为常见,由于症状不容易被发现而常被忽视。除了器质性因素外,个体的神经类型、素质特点、外伤后的心理社会因素也在疾病的发生和发展中起了一定的作用。

52.脑外伤所致精神障碍有什么表现

脑外伤所致精神障碍在急性期主要表现为意识障碍、遗忘症,当患者意识恢复后常有记忆障碍。外伤后遗忘症的遗忘时间通常是指从受伤时起到正常记忆的恢复时间。少数人逆行性遗忘,即受伤前一段时间的事情不能回忆,常在数周内恢复。部分患者可发生持久的近事遗忘、虚构和错构,称为外伤后遗忘综合征。脑外伤后期常见的精神障碍主要表现为:脑外伤后综合征、脑外伤后神经症、脑外伤性精神症状、脑外伤性痴呆、外伤性癫痫、外伤后人格障碍等。

53.脑外伤所致精神障碍怎么治疗

脑外伤所致精神障碍的治疗首先是病因的治疗,也就是说脑外伤后必须及早治疗脑外伤,并制订长期的治疗方案,尽量减少后遗症的残留。此外,根据患者躯体和社会功能残缺的程度,了解患者心理和社会因素,给予适当处理和心理治疗。脑外伤所致精神障碍以对症治疗为主,根据患者症状给予相对应的药物治疗,如外伤后类神经症症状可以应用一些脑代谢药物支持治疗;对兴奋躁动的患者,可短期小剂量给利培酮、奥氮平等抗精神病药物;性格改变则可以进行行为治疗和教育训练,有时辅以小剂量镇静类药物。

54. 癫痫性精神障碍有什么表现

癫痫患者在癫痫发作的前、中、后期均有可能出现精神症状,称为癫痫性精神障碍。可分为发作前、发作时、发作后和发作间歇期精神障碍,有时很难完全分开。发作前先兆可表现为简单的感觉运动异常,也可为复杂的情感和思维异常。发作前前驱症状多为缓慢出现的易激惹、忧虑、淡漠、反应迟钝等,偶尔精力充沛、自主神经系统改变。发作时和发作后精神障碍主要指发作时和发作后的意识障碍以及伴发的精神障碍。较常见的间歇期精神障碍是指人格改变、精神分裂症样综合征和情感障碍。

55. 癫痫性精神障碍怎么治疗

治疗癫痫的目标是消除病因,防止发作。治疗措施包括药物治疗及手术治疗,常根据发作类型采用药物治疗。抗癫痫药物一般从小剂量开始,逐渐调整到控制发作又不出现严重不良反应,然后根据精神症状的特点选用精神药物。一般采用抗精神病药物、SSRI 类抗抑郁剂等对症治疗,根据不同情况区别对待。加强教育和管理,并进行心理治疗和工娱治疗等康复措施。

56. 脑炎会引起精神障碍吗

脑炎即病原体引发的颅内感染,会直接损伤脑组织,引起脑功能紊乱,从而出现精神障碍。临床上约半数患者可出现不同程度的精神症状,大约 1/3 的患者以精神障碍为首发症状,极易被误诊为功能性精神障碍。如果能及时明确诊断并合理治疗,预后较好。

57. 脑炎所致精神障碍有什么表现

脑炎所致精神障碍患者前驱可有呼吸道或者胃肠道感染史。早期出现头痛、呕吐、精神委靡、乏力等,继而表现为不同程度的意识障碍,表情呆滞、少语、理解困难、记忆缺损、注意涣散、定向障碍或者大小便失禁等。本病也可伴有兴奋躁动、片段幻觉妄想、缄默违拗、木僵等,还可以出现肢体不自主运动、锥体束征、肌张力增高、步态不稳、轻瘫或抽搐发作等神经系统体征。实验室检查血常规异常。脑电图检查常呈弥漫性异常,或弥漫性异常背景上可见局灶性异常电活动。CT检查发现病变区域呈低密度改变,注射造影剂有增强效应。MRI可发现 T1 低信号、T2 高信号脑实质病灶,与 CT 比较,能更准确地找出发病初期的变化。

 58. 脑炎所致精神障碍怎么治疗

早期病因治疗(如抗病毒等)是关键。抗病毒治疗能有效地降低脑炎患者的死亡率。无环鸟苷常用剂量为一次 10mg/kg,静脉滴注,每 8 小时 1 次,共 10 天。另外,积极的对症治疗(如降温、脱水)合并激素治疗(如酌情使用皮质类固醇)和支持疗法(如补充液体、加强护理等)也十分重要。兴奋躁动、幻觉妄想等症状可以用抗精神病药物对症治疗。

 59. 躯体疾病会引起精神障碍吗

躯体疾病所致的精神障碍是指中枢神经系统以外的疾病,如内脏器官、内分泌、代谢、营养、血液、胶原病和感染,以及其他内科疾病造成的躯体血流动力学改变、水电解质平衡紊乱、代谢障碍等情况,进而造成中枢神经系统功能紊乱所导致的精神障碍。躯体疾病所致的精神障碍是在原发躯体疾病的基础上产生以急性精神障碍表现为多见,是原发的躯体疾病的全部症状中的一个组成部分。躯体疾病所致的精神障碍,一般不包括精神活性物质所致的精神障碍和脑器质性精神障碍。

 60. 哪些躯体疾病可引起精神障碍

中枢神经系统以外的各种躯体疾病,如躯体的中毒感染、重要的内脏器官疾病、内分泌疾病、营养代谢疾病以及结缔组织疾病等,均有可能造成中枢神经系统功能紊乱,导致躯体疾病所致精神障碍。

61. 常见躯体疾病所致的精神障碍有哪些

①常见感染性疾病所致精神障碍包括流行性感冒所致的精神障碍、肺炎所致精神障碍、感染性心内膜炎、小舞蹈病。②常见内分泌疾病所致精神障碍包括肾上腺功能异常、甲状旁腺功能异常、甲状腺功能障碍、嗜铬细胞瘤、糖尿病所致精神障碍。③常见内脏器官疾病所致精神障碍包括呼吸系统疾病、循环系统疾病、消化系统疾病、肾脏疾病等。

62. 什么是精神活性物质

精神活性物质指能够影响人类情绪、行为,改变意识状态,并有导致依赖作用的一类化学物质。人们使用这些物质的目的在于取得或保持某些特殊的心理、生理状态。精神活性物质又称物质、成瘾物质或药物,在教材中这些概念可以互换。

63. 最常见的精神活性物质有哪些

常见的精神活性物质包括:①中枢神经系统抑制剂:能抑制中枢神经系统,如巴比妥类、苯二氮䓬类、酒精等。②中枢神经系统兴奋剂:能兴奋中枢神经系统,如咖啡因、苯丙胺、可卡因等。③大麻:是世界上最古老、最有名的致幻剂,适量吸入或食用可使人欣快,增加剂量可使人进入梦幻,陷入深沉而爽快的睡眠之中。④致幻剂:能改变人的意识状态或感知觉,如麦角酸二乙酰胺(LSD)、仙人掌毒素等。⑤阿片类:包括天然、人工合成或半合成的阿片类物质,如海洛因、吗啡、阿片、美沙酮、二氢埃托啡、哌替啶、丁丙诺啡等。⑥挥发性溶剂:如丙酮、苯环已哌啶等。⑦烟草。

64. 精神活性物质有哪些危害

精神活性物质会使人产生心理或生理症状、行为或反应方式的改变(恶心、呕吐、心悸、痛觉迟钝等),同时使人精神活动能力明显下降或社会功能明显下降;急性中毒或戒断可出现意识障碍或精神病状态;慢性中毒可出现人格改变、遗忘综合征和痴呆等。

65. 什么是成瘾

成瘾即物质依赖,一般分为躯体依赖和心理依赖。躯体依赖也就是生理依赖,是由于反复用药造成的一种病理性适应状态,主要表现为耐受性增加和戒断症状。心理依赖又叫精神依赖,指吸食者产生一种愉悦满足或欣快的感觉,驱使使用者为寻求这种感觉而反复使用其物质,表现出所谓的渴求状态。

66. 成瘾会有哪些表现

成瘾的临床表现分为精神症状和躯体症状。精神症状包括情绪改变(如焦虑、抑郁、烦躁、易激惹等)、意识障碍、失眠、疲乏、嗜睡、运动性兴奋或抑制、注意力不集中、记忆减退、判断力减退、幻觉或错觉、妄想、人格改变。躯体症状或体征包括恶心呕吐、肌肉或身上各处疼痛、瞳孔改变、流鼻涕、淌眼泪、打哈欠、腹痛、腹泻、燥热感、体温升高、严重不适、抽搐。

67. 成瘾了怎么办

一旦患者对药物成瘾或渴求瘾药非常强烈,一般很难自动戒药,应住院进行治疗。但即使自觉住院,患者也往往不惜用说谎、偷窃等手段骗取药物,故对入院患者必须详细检查其衣服、用品、书籍等,并杜绝其一切获取成瘾药的可乘之机。早期治疗是保证治疗见效的关键。

68. 成瘾能治好吗

物质依赖往往容易复发,支持性心理治疗十分重要。患者大多意志薄弱,对治疗缺乏信心,必须经常鼓励和支持患者坚持治疗,鼓励患者参加各项文体活动,转移其对成瘾药的注意力。家庭社会支持对患者出院后的巩固疗效十分关键。在康复阶段必须取得家庭和工作单位的支持和监督,切断成瘾药的来源,否则即使患者在住院条件下戒瘾成功,出院后疗效不易巩固且有重染旧习的可能。因此,出院后应坚持门诊观察两年,防止复发。

69. 什么样的人容易成瘾

一般认为,成瘾与社会环境、心理特点和生物学因素有密切关系,三者之间互相交叉、互相影响、互为因果。社会因素包括物质的可获得性、家庭因素、同伴影响力、文化背景等。心理因素主要指使用者常有明显的个性问题,如反社会、情绪控制较差、易冲动、缺乏有效的防御机制、追求即刻满足等。生物学因素主要指物质依赖后中枢神经系统存在着一系列神经递质、受体等方面的变化。另外,机体代谢速度不同,依赖易患性也不同,而且,物质依赖有显著的遗传性。总之,药物的存在和药理特性是必要条件,但是否成瘾,与个体的人格特征、生物易患性有关,而社会因素、文化因素起诱因作用。

70. 怎样预防精神活性物质成瘾

预防成瘾的发生,需要采取综合性措施,实行多部门(卫生、公安、司法、商业等)协作,控制易成瘾药物的生产、销售、临床使用。要在医务人员中普及有关知识,提高其对安眠药、抗焦虑药、吗啡类成瘾药的警惕和早期识别,以减少成瘾的产生。在已形成瘾药流行的地区,则需要在群众中广泛宣传药物成瘾的危害,动员社会力量,协助预防精神活性物质成瘾。

71. 成瘾后突然停止用药会怎样

以鸦片类为例,成瘾后突然停药会出现戒断反应,十分痛苦。断药6~8小时后,患者即出现焦虑不安、打哈欠、流涕、寒战和身体不同部位疼痛、失眠,完全不能入睡,安眠药无效。患者痛苦呻吟,哀求给药,不给则威胁、说谎。患者在撤药后均出现程度不等的短暂意识障碍,表现为嗜睡,重者出现暂时谵妄状态,一般在停药24~36小时较为突出,历时1~2天或2~3天后便显著减轻。在意识不清晰时常伴有精神运动性不安、躁动,有时可伴有鲜明生动的幻觉。自主神经症状明显,如恶心呕吐,全身痛觉过敏,瞳孔扩大,发热出汗,肌肉抽搐常见。以上症状一般在戒药72小时后减轻。但精神症状如焦虑不安、失眠等症状则持续1~2周或更久。在躯体戒断症状明显减轻后,精神依赖症状、"想成瘾药"等症状仍可十分明显,此时要十分警惕,勿让患者"有机可乘"。

72. 出现戒断反应怎么办

一旦出现戒断反应,各种躯体支持疗法可改善患者营养,减轻患者戒药时的痛苦及急性中毒症状。可用大量B族维生素、维生素C、烟酸等。有条件的情况下,可为患者进行促大脑代谢疗法:能量合剂、大量维生素C、烟酸、谷氨酸钠等加入5%~10%葡萄糖溶液200~500mL中静脉点滴,对摆脱戒断症状、减轻各种植物神经反应有较好疗效。另外,戒瘾过程中常见失眠、焦虑等情绪反应,此时宜采用不成瘾镇静剂,如小剂量抗精神病药物。焦虑反应明显时,可适当用抗焦虑药物,如舒乐安定、安定等。硝基安定兼有抗癫痫作用,可以预防减药过程中出现癫痫大发作。在海洛因戒药过程中,易出现兴奋躁动甚至意识障碍,其中以戒药开始数天最为严重,此时必须及时控制兴奋冲动并注意保护患者安全。肌注氟哌啶醇有助于控制兴奋。当躯体依赖症状被控制后,患者对药物渴求的心理依赖可在较长时间内存在。根据临床症状,宜采用抗精神病药物或抗焦虑药物,继续巩固治疗至少2~3个月为宜。

73. 饮酒会引起精神症状吗

酒精是一种亲神经性物质,一次大量饮酒即可导致精神异常;如果长期大量饮酒则可引起各种精神障碍,包括依赖、戒断综合征以及精神病性症状(酒精性人格障碍、酒精性幻觉、酒戒断性谵妄等)。除精神心理障碍之外,也常出现躯体异常的症状和体征。

74. 一次大量饮酒会产生哪些精神症状

单纯醉酒又称普通醉酒状态,是一次大量饮酒引起的急性中毒,临床症状的严重程度与患者血液酒精含量及酒精代谢速度有关。在醉酒初期,醉酒者的自我控制能力减退、言语增多、内容过于夸大;情绪兴奋、不稳定,具有易激惹和发泄的特点;动作也在醉酒时增多,行为变得轻浮,常具有挑衅性,有时不顾后果。临床上也见部分醉酒者情绪消沉、少语、疏泄性悲泣,或者出现困倦。与此同时,绝大多数醉酒者发生构音不清、共济失调、步态不稳,并伴有心率加快、血压下降、颜面和全身皮肤潮红,有时会恶心或呕吐。若醉酒进一步发展,则出现意识障碍,如意识清晰度下降和(或)意识范围狭窄,乃至出现嗜睡甚至昏迷。除重症者外,一般能自然恢复,且无后遗症状。

75. 长期饮酒会产生哪些精神症状

长期饮酒会导致慢性酒精中毒,主要表现为依赖综合征、震颤谵妄、酒精中毒性幻觉症、酒精中毒性妄想症、酒精中毒性脑病、科萨科夫精神病、酒精中毒性痴呆、酒精所致心境障碍、酒精所致人格改变,等等。

76. 急性酒精中毒怎么办

醉酒的救治原则与其他中枢神经抑制剂中毒的救治原则一致,包括催吐、洗胃、生命体征的维持、加强代谢等一般性措施。纳洛酮等药物可用于急性酒精中毒的救治,可以肌肉注射,也可将纳洛酮溶解在5%的葡萄糖溶液中进行静脉滴注,可重复使用,直至患者清醒为止。

77. 慢性酒精中毒怎么办

首先是戒酒。戒酒是治疗成功的关键步骤。其次是对症治疗。

针对患者出现的焦虑紧张和失眠症状,可用抗焦虑药,如安定、甲基三唑氯安定、抗精神病药物等对症处理,宜给予能控制戒断症状的最低剂量。再次是支持治疗。因多数患者有神经系统损害以及躯体营养状态较差,应给予促进神经营养的药物治疗,同时补充大量维生素,尤其是 B 族维生素。对合并有胃炎和肝功能异常的患者,一般常规使用治疗胃炎药和保肝药物。最后是心理治疗。建立良好的治疗关系,针对具体问题进行有目的的干预。临床实践证明,行为疗法对帮助患者戒酒有一定的作用。戒酒硫是一种阻断酒精氧化代谢的药物,能造成乙醛在体内聚积,患者如在服药期间饮酒,戒酒硫在人体内可产生乙醛,容易让患者感到恶心、头痛、焦虑、胸闷和心率加快等。使用戒酒硫是行为疗法中常采用的一种手段,能促使患者建立对饮酒的厌恶反射。该药有一定的毒性,不可长期使用。

78. 烟草对人体有什么危害

烟草的烟雾中至少含有 3 种危险的化学物质:焦油、尼古丁和一氧化碳。焦油是由好几种物质混合成的物质,在肺中会浓缩成一种黏性物质;尼古丁是一种会使人成瘾的药物,由肺部吸收,主要对神经系统发生作用;一氧化碳能减低血红蛋白将氧输送到全身的能力。一个每天吸 15~20 支香烟的人,肺癌、口腔癌或喉癌致死的概率要比不吸烟的人大 14 倍;食道癌致死的概率比不吸烟的人大 4 倍;死于膀胱癌的概率要大 2 倍;死于心脏病的概率也要大 2 倍。吸烟是导致慢性支气管炎和肺气肿的主要原因,而慢性肺部疾病本身也增加了患肺炎及心脏病的危险,并且,吸烟也增加了患高血压的危险。

79. 如何戒烟

对于没有烟草成瘾或对烟草依赖程度较低的吸烟者,虽然他们可以凭毅力戒烟,但经常需要给予简短的戒烟建议,并激发其戒烟动机;对于烟草依赖程度较高者,往往需要给予更强的戒烟干预才能让其最终成功戒烟。戒烟常用的方法如下:第一,戒烟劝诫。研究显示,临床医生简短的建议就会使戒烟6个月或6个月以上的人增加2%。第二,药物治疗。目前有7种能够有效增加长期戒烟效果的一线临床戒烟用药,包括5种尼古丁替代疗法的戒烟药(尼古丁咀嚼胶、尼古丁吸入剂、尼古丁口含片、尼古丁鼻喷剂和尼古丁贴剂)和2种非尼古丁类戒烟药(酒石酸伐尼克兰片和盐酸安非他酮缓释片)。第三,戒烟咨询。戒烟咨询(无论是单独使用还是联合使用)是一种有效的戒烟方法,在给患者使用戒烟药物的同时给予咨询会明显改善其戒烟效果。因此,在条件允许的情况下,对有戒烟意愿的吸烟者应尽量联合使用戒烟咨询和药物治疗。除此之外,戒烟热线也是一种有效的戒烟治疗方法。

80. 什么是镇静催眠药物

镇静催眠药是一类具有镇静、催眠、抗焦虑、抗惊厥、肌肉松弛等作用的药物,正常服用镇静催眠药有利于人体健康。镇静催眠药可有效帮助人们睡眠和改善睡眠,避免失眠对人体的严重危害,治疗失眠病,提高睡眠质量。镇静药和催眠药之间并没有明显界限,只有量的差别。小剂量的催眠药具有镇静效果。镇静药能使人安静下来,适当使用镇静药有利于休养。

81. 镇静催眠药物中毒怎么办

镇静催眠药物中毒主要表现为呼吸抑制(呼吸表浅、不规则)、血压和体温下降、发绀、脊反射减弱或消失、昏睡甚至昏迷。中毒后应争取时间及早抢救。

首先是解毒,包括:①洗胃:中毒不久者可用1:2000~1:5000高锰酸钾溶液或5%碳酸氢钠、温热生理盐水洗胃。②导泻:50%硫酸钠40mL。因微量Mg^{2+}吸收可加深中枢抑制,故忌用硫酸镁。③利尿:静滴10%葡萄糖加速药物排出;50%葡萄糖静注或甘露醇静滴,控制脑水肿并加速药物排出;长效或中效类镇静催眠药属弱酸性,中毒时可静滴碳酸氢钠或乳酸钠溶液碱化尿液,增加其水溶性,减少肾小管重吸收而促进排泄。

其次是对症治疗,包括:①呼吸抑制:输氧、人工呼吸,严重者可注射美解眠或回苏灵,但须慎用,切勿过量;②血压偏低:输液或用新福林、阿拉明等升压药;③注意保温,加强护理,用抗菌药预防感染。

82. 什么是精神分裂症

精神分裂症是一组病因未明的重性精神病,多在青壮年时期缓慢或亚急性起病,临床上往往表现为症状各异的综合征,涉及感知觉、思维、情感和行为等多方面的障碍以及精神活动的不协调。患者一般意识清楚,智能基本正常,但部分患者在疾病过程中会出现认知功能的损害。

83. 什么因素会导致精神分裂症

尽管目前对精神分裂症病因的认识尚不是很明确,但个体心理的易感素质和外部社会环境的不良因素对疾病发生发展的作用已被大家所认识。无论是易感素质还是外部不良因素,都可能与内在生物学因素共同作用而导致疾病的发生,不同患者发病的因素可能以某一方面为主。

84. 哪些人容易患精神分裂症

性格内向、怪癖,平时沉默寡言,胆小怕事,喜欢独处,不爱交际,工作中被动,生活上懒散,思维片面、离奇,遇事好钻牛角尖的人易患精神分裂症。

85. 精神分裂症患者一定是受了精神刺激吗

在生活中,很多人认为精神分裂症患者患病的最主要原因就是在生活中受到了刺激,从精神病病因分析的角度来看,说精神分裂症都是由精神刺激引起的这个论断至少是不全面的或有失偏颇的。

86. 男性和女性谁更容易患精神分裂症呢

男性更易患精神分裂症。

87. 精神分裂症发病和经济条件有关吗

有关。通常情况下,经济水平越低,患精神分裂症的概率越大。但这并不是绝对的。

88. 精神分裂症会遗传吗

遗传因素大约只占精神分裂症发病因素的30%。精神分裂症是遗传素质、环境中生物学和社会心理因素共同作用下发生的,所以,我们在日常工作和生活中要为这些易感人群提供良好的生活和工作环境,减少对他们的不良刺激,从而降低精神分裂症的发病率和复发率。

89. 父母一方有精神分裂症,子女的患病概率有多大

父母一方有精神分裂症,子女患病概率为16%。

90. 父母均有精神分裂症,子女的患病概率有多大

父母均有精神分裂症,子女患病概率为28.7%~57.8%。

91. 精神分裂症的临床表现是什么

精神分裂症的临床症状十分复杂和多样,不同类型、不同阶段的临床表现可有很大的差别。精神分裂症最突出的感知觉障碍是幻觉,以幻听最常见。幻听多半是争论性幻听或评论性幻听,也可以是命令性幻听等。在思维方面,多以妄想为主,也可出现被控制感或者思维联想障碍等。也有患者会出现语量贫乏,缺乏主动言语,在回答问题时异常简单等。在情感方面,主要表现为情感迟钝或平淡。如对同事、朋友欠关心,对亲人欠体贴等。随着疾病的发展,患者的情感日益淡漠,甚至对让人十分痛苦的事情也表现出惊人的平淡,最后可丧失

与周围环境的情感联系。在意志与行为方面,主要表现为缺乏主动性,行为变得孤僻、被动、退缩。部分患者的行为与环境不配合,如吃一些常规情况下不能吃的东西(如污水、肥皂水),或伤害自己的身体。而且,绝大多数患者不认为自己有病,而认为是某些人恶意加害于他。由于缺乏自知力,患者往往不愿意接受治疗,即使被迫接受诊治,也常常不予配合。

92. 如何识别早期精神分裂症

在疾病的早期,轻微的性格改变和类神经症症状常不易被人重视,但仔细观察则可发现患者往往想法怪异,谈话内容常会离题,十分令人费解。有的患者还可出现某些片段的妄想和幻觉,也有不少患者显得对人冷淡,与人疏远,或情绪不稳定,喜怒无常。患者逐渐变得孤独、少语、不合群,做事心不在焉,学习成绩逐渐下降,对工作不负责任,兴趣索然,生活懒散,甚至连个人卫生和日常起居也需要别人督促。也有的患者表现为自言自语、无故独自发笑等。患者通常都拒不承认自己有病,他们否认自己的表现是病态表现,因此对治疗要求不迫切,甚至拒绝治疗。即便极少数患者模糊地意识到自己有病,但让其做具体分析时,却显得认识浅显,很不完整,而且否认自己患有精神疾病。

93. 患者能主动去医院看病,就可以排除精神分裂症吗

不一定。精神分裂症缓解期的患者自知力处于恢复阶段,可有主动就医的能力。另外,有些精神症状会引起患者不适,也会迫使患者主动就医。因此,不能单凭患者能主动就医就排除其患精神分裂症的可能。

94. 精神分裂症患者"幻听"的特点是什么

疾病常常是逐渐产生和发展的,幻听次数有从少到多的特点,内容有从简单到丰富的发生发展过程。疾病严重的阶段,患者对幻听的

内容坚信不疑,导致幻听支配着患者的情感、意志和行为,而且有相当一部分患者不肯暴露自己的幻听内容。也有的偏执型患者耸耳,似乎在倾听着什么,有时还自言自语,好像是在对话,表情气愤、激动等。

95. 精神分裂症患者妄想的特点是什么

精神分裂症患者妄想的特点主要有3个:①大多是原发性,内容荒谬,不可理喻,发生突然,但患者却坚信不疑。②妄想的对象无原则泛化,涉及的范围有不断扩大的趋势,或具有特殊意义。如患者认为周围人的一举一动都针对他,报纸上的内容、电台广播电视节目都含沙射影地说他,天气变化也有特殊意义,暗示将要发生什么。③患者对妄想的内容不愿主动暴露,并往往企图隐藏它。患者不愿回答与妄想有关的问题,包括对自己的亲人。有的患者甚至将写在纸上的被害控诉也小心翼翼地收藏起来。

96. 精神分裂症患者为什么经常感到注意力和记忆力差

因为精神分裂症涉及感知觉、思维、情感和行为等多方面的障碍以及精神活动的不协调,同时会损害患者的认知功能,包括注意力和记忆力。近年来,一个重要的研究进展就是再次发现精神分裂症认知缺陷的重要性。认知缺陷是精神分裂症的核心症状。

97. 精神分裂症患者会自杀吗

因为精神分裂症患者的症状非常丰富,在精神分裂症患者的妄想症状支配下,他们同样会出现自伤、自杀的行为,会继发产生强烈的自责感,患者为寻求解脱而选择轻生的病例不胜枚举。

98. 患者神志清晰,可以排除精神分裂症吗

意识障碍常见于脑器质性精神障碍,而精神分裂症患者一般不会出现意识障碍,通常神志都是清楚的,所以,即使神志清楚,也不能排

除精神分裂症。

99. 精神分裂症能根治吗

精神分裂症的长期结局难以预测,精神分裂症病程一般迁延,呈反复发作、加重或恶化,部分患者最终出现衰退和精神残疾,但有的患者经过治疗后可保持痊愈或基本痊愈状态。

100. 哪些因素会影响精神分裂症患者的预后

大多数研究认为女性,文化程度高,已婚,初发年龄较大,急性或亚急性起病,病前性格开朗、人际关系好、职业功能水平高,以阳性症状为主症,症状表现中情感症状成分较多,家庭社会支持多,家庭情感表达适度,治疗及时、系统,维持服药依从性好等因素常是提示结局良好的因素。反之,是结局不良的指征。

101. 精神分裂症的有效治疗方式有哪些

①精神治疗:是指广义的精神治疗。纯精神分析治疗不适用于本病。精神治疗作为一种辅助治疗有利于提高疗效,适用于妄想型和精神因素明显的恢复期患者。行为治疗有利于慢性期患者的管理与康复。②电抽搐治疗:对紧张性兴奋和木僵、兴奋躁动、伤人、自伤和消极情绪严重者的疗效显著。待患者症状控制后,应配合精神药物治疗。③胰岛素昏迷治疗:对妄想型和青春型精神分裂症疗效较好。由于治疗方法复杂,受到需要配备专门设施和受过训练的人员监护、治疗期长等因素的限制,现已几乎被更方便、更安全的抗精神病药物取代。④抗精神病药物治疗:能有效地控制急性和慢性精神症状,提高精神分裂症的临床缓解率;缓解期内坚持维持治疗者多可避免复发;在防止精神衰退治疗中常发挥出积极作用。目前已有40余种抗精神病药物用于治疗。

102. 治疗精神分裂症的药物会让患者越来越傻吗

抗精神病药物主要是控制精神症状的,可以改善患者的思维和感知能力,延缓认知功能的衰退,是保护患者的智力的。如果不能有效地服用药物,精神分裂症本身会引起患者认知功能的缺陷,因此,使患者变"傻"的因素是疾病本身,而非药物。

103. 精神分裂症患者适合心理治疗吗

重度精神分裂症是没有自知力的。精神分裂症不属于心理咨询的范畴,主要以药物治疗为主,在康复期,临床症状消失的情况下,自知力恢复,可进行心理治疗,使患者获得某些有目的的技能,能改进个体的社会适应能力。

104. 哪些精神分裂症患者可以自愿采取门诊或住院治疗

没有自杀或者攻击风险的精神分裂症缓解期患者可以自愿采取门诊或住院治疗。

105. 哪些精神分裂症患者必须住院治疗

根据精神卫生法第三十条的规定,有自杀、自伤行为或攻击风险的精神分裂症患者必须住院治疗。

106. 精神分裂症患者什么情况下可以出院

精神分裂症患者经过一段时间的治疗,当精神症状基本消除,自知力恢复,征得医生同意后即可出院。但首次发病的患者住院治疗一定要彻底,住院期间最短不少于一个疗程(即3个月)。因初次得病的患者,如果首次住院不能得到系统治疗,有些则易发展为慢性的,影响预后,或易使患者发生精神衰退。判断患者能否出院的一个重要标志是看其自知力是否恢复。患者虽然承认自己有精神病,但说不出自己的异常表现,或承认有病但拒绝服药,则自知力的恢复是假的。对极不安心住院的患者,要防止其为骗取出院而伪装自知力恢复。家属千万不要轻信患者的反映,也不要怕患者受委屈而过早要求出院,否则可能对患者病情的恢复不利,影响医生的治疗计划。

107. 为什么精神分裂症患者病情会反复发作

精神分裂症患者病情会反复发作的原因主要有:有些药物的副作用很容易迫使患者停药,特别是有些患者及家属对精神分裂症的认识不足,对坚持服药、预防复发的重要性认识不足;患者及其家属误听不当的停药或减量建议,如社会上一部分人偏激地认为长时间服用抗精神药物会使患者变呆、变傻等。

108. 如何预防精神分裂症复发

首先,家属对精神分裂症患者要时刻关注,发现其相关症状要随时指出。精神分裂症极易反弹,在患者康复治疗期间,如果家属发现其有一些异常的迹象,比如性情突变、懒惰不爱动、烦躁、思维异常或者胡言乱语等,应当提高警惕。因为这些症状正是精神分裂症的部分典型症状。及时发现并且采取相应措施,或者及时到医院接受治疗,就能有效地防止精神分裂症的复发,将疾病消灭在萌芽状态。

其次,患者身边的人要及时监督患者足量、长期、不间断地用药,从而更好地巩固治疗效果。据统计,许多精神分裂症患者,私下违背医嘱、停止用药,最终导致精神分裂症的复发,给自己带来了严重的二次伤害。患者家属必须要提高警惕,要对精神分裂症患者进行经常性的监督,督促他们谨遵医嘱、按照疗程吃药,如此就能有效地防止精神分裂症的反弹。

最后,按时到医院进行相关检查。精神分裂症患者定期到医院进行相关的检查和诊断,对于防止精神分裂症的复发具有积极的作用。按时检查可以让医患之间进行充分的沟通,增加彼此之间的信赖和理解,也可以让医生对患者的病情有一个准确的了解,以便及时根据病情的发展情况调整用药多少和用药类别。

109. 为什么精神分裂症患者要长期吃药

因为精神分裂症是一种病因未明的慢性复发性疾病,需要长期服药治疗。研究显示,在没有维持治疗的情况下,60%～70%的患者1年内复发,90%的患者2年内复发,而且随着复发次数的增加,其治疗效果也会大不如前。因此,精神分裂症患者需要长期吃药。

110. 精神分裂症患者的药物治疗分为几个阶段

精神分裂症患者的药物治疗阶段分为:①急性治疗期(至少4～6周);②巩固治疗期(至少6个月);③维持治疗期。

111. 精神分裂症急性期药物治疗主要解决哪些问题

急性期药物治疗缓解精神分裂症的症状主要有:阳性症状、阴性症状、激动兴奋、抑郁焦虑和认知功能减退,争取最佳预后。预防自杀及防止危害社会的冲动行为的发生。慎重考虑治疗方案,将药物治疗带来的不良反应降到最低限度,为恢复社会功能、回归社会作准备。

112. 精神分裂症巩固期药物治疗主要解决哪些问题

在急性期精神症状得到控制后,宜继续用抗精神病药物治疗剂量并持续一段时间,以使病情获得进一步缓解,然后逐渐减量,进行维持治疗。

113. 精神分裂症维持期药物治疗主要解决哪些问题

较低剂量维持治疗,定期复查,随时调整剂量,从而减少精神分裂症患者复发或再住院。

114. 精神分裂症患者服药多长时间就可以减药

因人而异。精神分裂症的临床治疗建议如下:若为首次发作,一般建议至少需服用至症状完全消失后 2~3 年;若为第二次发作,则建议至少需服用至症状完全消失后 5 年;若为第三次及以上发作,则建议长期服用。同时,不可突然停药,以免病情反复。

115. 首次发作的精神分裂症患者维持期需服用多长时间药物

首次发作的精神分裂症患者维持期需服用 2~3 年药物。

116. 复发的精神分裂症患者维持期需服用多长时间药物

复发的精神分裂症患者维持期需服药 5 年,甚至终身服药。

117. 为什么精神分裂症患者要定期复诊

因为患者定期去复查,医生可根据患者症状,安排药量加减。一定注意不要擅自换药或停药,以免引起症状反复。

118. 精神分裂症患者可以结婚吗

精神分裂症遗传概率很大。所以,父母双方或某一方患有精神分裂症者虽然可以结婚,但怀孕生子必须接受专业医生指导。

119. 精神分裂症患者可以怀孕吗

父母双方或某一方患有精神分裂症,必须要在专科医师的指导下怀孕生子。此外,其后代也必须要按期到病院复查以便及早发现疾病并进行医治,将风险减小到最低。

120. 精神分裂症患者的孩子患病概率有多大

精神分裂症具有遗传倾向,但孩子患病不一定就与之有必然联系。精神分裂症子女患病概率比正常人子女高一些,但尚没有准确的统计数据。

121. 精神分裂症患者能出去工作吗

具体要根据自己的情况,看自己能不能控制得住,如果不影响正常工作和人际交往那就没问题。融入社会也有利于患者的康复,但前提是在症状得到控制的情况下。

122. 精神分裂症患者不吃药,仅通过自我调节能痊愈吗

不能。因为精神分裂症存在确切的生物学改变,即神经递质的缺乏,如果单靠自我调节是无法弥补吃药所能起到的治疗效果的,所以,患者一定要以药物治疗为主,自我调节为辅。

123. 如何使精神分裂症患者像常人一样生活

建议精神分裂症患者去精神病医院进行专业的治疗,接受最专业的指导,在指导下工作和生活。

124. 精神分裂症患者的亲属应该怎么做

首先,家属要做好患者的服药护理工作。一般的精神分裂症患者经过药物有效治疗后症状缓解,为了巩固疗效和防止复发,需要患者维持一段时间的规律性治疗。因此,家属需要经常为患者讲解坚持服药治疗的必要性,提高患者服药的依从性,让患者把坚持服药变为自觉行为;无论什么药物,家属一定要妥善管理,以防发生意外;患者每次服药时,要观察患者是否按医嘱将药物服下,不发生漏服或减量的情况;患者病情基本康复以后,要带患者定期去门诊复查或进行电话咨询。另外,做好患者的安全护理工作,如果患者正处于病情活跃期,要将家中的一切不安全物品收藏起来,防止其发生自杀或伤人事件。当症状缓解后,患者自知力逐渐恢复,家人就要采取内紧外松的态度,让患者做一些力所能及的事情,并主要观察患者的适应情况,多给予指导和关照。

其次,家人一定要给患者制订一个合理的作息时间,如早晨按时起床、主动洗漱、参加晨练等活动,中午最好是休息一会儿,晚上要减少娱乐活动,保证睡眠。这样合理规律的作息时间是家庭护理的重要内容,也是促进患者康复的有效方法之一。

最后,保持患者平日饮食有节,不暴饮暴食,不吃辛辣等刺激性的食物,少吃油腻、不易消化的食物,多吃蔬菜、水果。一定要避免可能导致病情复发的因素,让患者生活在一个快乐、温馨、祥和的家庭氛围中。

125. 什么是慢性精神分裂症患者

凡慢性精神分裂症患者病期达两年以上,以思想内容贫乏、情感淡漠、意志缺乏、行为退缩等阴性症状为主,出现精神衰退或后遗状态的病例,可认定为慢性精神分裂症。也有部分慢性精神分裂症是指有些精神分裂症起病缓慢,早期即有慢性期的临床表现,病程进展缓慢,无论采取什么治疗,临床症状也不能完全缓解。其病程进展速度有快有慢。患者随着病程的进展,幻觉妄想等阳性症状日益减少,而精神衰退现象变得愈来愈明显。患者与现实脱离退缩,出现怪异行为,如收集废物、自言自语、丧失个人卫生习惯,常蓬头垢面;情感淡漠或不协调,说话离题、含糊,或赘述,或词汇短缺,言谈无内容,基本生活不能自理,一般需要长期监护。

126. 慢性精神分裂症患者如何治疗

(1)对精神分裂症患者,我们要对其进行教育、启示、诱导,指导其培养良好的生活和劳动习惯,鼓励其参加团体劳动和文体活动,以丰富他们的精神生活,活跃他们的情绪,对改善大脑功能具有重要的作用。

(2)患者家属也应该积极配合医生的治疗,医生要对患者家属进行心理教育,将患者的病情、治疗原则及方法、预后等告诉家属,要求家属予以同情、体贴,以耐心和气的态度配合治疗,采取公道而切合实际的方法来处理患者与家属的个人问题。因为家是患者的生活基地，家庭治疗对患者影响较大，对防止疾病复发和恶化起重要作用。

（3）精神分裂症主要是认知功能、情感反应、意志、行为和社会功能的障碍。所以，对于此类疾病，患者应该采用药物治疗，并需要长期治疗。

127. 什么是难治性精神分裂症患者

①过去5年对3种药物剂量和疗程适当的抗精神病药物（3种药物中至少有2种化学结构是不同的）治疗反应不良；②患者不能耐受抗精神病药物的不良反应；③即使有充分的维持治疗或预防治疗，患者仍然复发或恶化。

128. 哪些因素会导致精神分裂症难治

以下几种因素会导致精神分裂症患者病情迁延，反复发作，需要予以重视。

（1）环境因素　生活环境对精神分裂症具有一定的诱发作用，但它并不是根本原因。这方面的环境因素有：高压的工作状态、恶性的社交关系、不和谐的家庭氛围以及事业的巨大挫折等。是否能够合理地应对所遭遇的突发事件，对于精神分裂症的预防具有重要的意义。精神分裂症病例中，有很大一部分是因生活环境因素引起的。

（2）个性因素　调查显示，精神病患者中有70%的人都属于性格内向、孤僻的类型，平时不喜欢与人交流沟通、思想极端、敏感忧郁。这种特殊的性格，使他们在遇到问题时总以一种极端的方式去思考和行动。久而久之，心理方面就会发生变化，很容易走上精神分裂的道路。

（3）神经损伤　神经损伤也是精神分裂症的重要发病原因之一。至于具体的发病机制，目前尚不清晰。临床研究显示，精神分裂症患者脑部神经系统有明显的异常，某些部位神经发生损伤。可见，这与精神分裂症的发病有不可分割的关系。

(4)家庭因素　家庭是否美满、家庭关系是否和谐关系到一个人的心理能否健康成长。许多孩子因为不幸的家庭遭遇,幼小的心理承受不了突如其来的刺激而产生心理问题和创伤,最终很容易引发精神分裂症。

(5)遗传因素　调查表明,有精神分裂症家族遗传病史的患者比正常人群的发病率要高出许多,特别是父辈和祖父辈如果有此类病史的患者,发生精神分裂症的概率更高。因此,有这方面家族病史的人一定要足够重视,及时就医检查,确保自己的身心健康。

129. 难治性精神分裂症患者治疗时要注意什么

既然精神分裂症的发病与生物、心理、社会三个方面有关,其治疗主要有以下3个方面:

(1)用药切忌单一性　既然常规的治疗方法无法治疗难治性精神分裂症,就要打破这种常规,选用氯氮平等药物,或者联合两种不同机制的药物。患者可以把自己详细的病情、症状、用药情况告知权威专家,然后在专家的指导下科学用药。

(2)心理治疗要专业　精神分裂症治疗七分靠药物,三分靠心理,难治性精神分裂症的治疗也是如此。难治性精神分裂症属于生理和心理的双重疾病,会因为环境刺激、压力等原因不断变化,导致疾病一再复发。患者可咨询国家心理咨询师,定期为其作心理疏导,消除复发因素。

(3)积极进行功能康复锻炼　难治性精神分裂症患者的痊愈不仅仅指的是疾病症状的消失,也不是疾病不再复发,还包括学习、生活、社会功能的康复。患者在巩固治疗阶段,应该寻求精神科专家的帮助,配合后期功能康复训练等,真正地重新融入社会,恢复生活自理能力。

130. 为什么有的精神分裂症患者的幻觉、妄想消失了,却产生了抑郁症状

精神分裂症患者在幻觉、妄想消失后,产生抑郁也是较为常见的,其存在一定的生物学基础,包括神经递质紊乱,当然也与心理、社会因素有关。在长期的患病过程中,疾病本身对患者也是一种打击,易造成患者抑郁。

131. 为什么有的精神分裂症患者会在服用抗精神病药物期间出现强迫症状,该如何处理

抗精神病药物可造成药源性强迫,出现该症状时,可以将药物减量或停药,以观察强迫症状是否减轻或消失。当然,如果抗精神病药物不能减量,也可以联合一些抗抑郁药如 SSRI 类来治疗强迫。区分精神分裂症合并强迫与药源性强迫有一定难度,需要咨询精神科专家,并仔细甄别。

132. 什么是持久的妄想性障碍

偏执性精神障碍又称为持久的妄想性障碍,是一组以系统妄想为主要症状,而病因未明的精神障碍。若有幻觉,则历时短暂且不突出。在不涉及妄想的情况下,无明显的其他心理方面异常。

133. 什么原因会导致持久的妄想性障碍

持久性妄想障碍的病因迄今仍不明了,可能是异质性的,可能与遗传、人格特征及社会环境因素等共同作用有关。患者在病前大都存在特殊的个性缺陷,如主观、固执、敏感、多疑、自尊心强、以自我为中心、好幻想、易激惹、拒绝接受批评、有不安全感等。在个性缺陷的基础上,在社会环境因素的作用下逐渐起病。由于自命不凡、敏感、多疑、人际关系不佳,患者在遭受挫折时将事实加以曲解而逐渐形成妄想。在病态的推理下,患者与社会环境的冲突增加,又使妄想进一步

强化。与社会隔离的人群(如囚犯、难民或移民)易产生偏执。持久性妄想性障碍不能归类于器质性障碍、精神分裂症、心境(情感)性障碍等疾病中。

134. 持久的妄想性障碍的表现有哪些

(1)本病发展缓慢,多不为周围人所察觉　妄想性障碍可逐渐发展为一种或一整套相互关联的妄想,内容可为被害、嫉妒、诉讼、钟情、夸大、疑病等。妄想多持久,有时持续终生。很少出现幻觉,也不出现精神分裂症的典型症状,如被控制感、思维被广播等。

(2)被害妄想往往与诉讼妄想相伴随　患者认为社会中存在针对他的恶势力,有计划地迫害他,为达到目的不择手段、不惜代价。患者不断扩大自己的对立面,从最初的对手扩展到一个部门乃至整个社会,认为谁不相信他讲的话,谁就是被敌人收买了。为此患者会一次次、一级级上告,不达目的,誓不罢休。

(3)嫉妒妄想多见于男性　他们无端怀疑配偶的忠贞,千方百计搜集所谓的证据,逼迫配偶"招供"、写"保证书",但所有这一切只会让情况更加恶化。有时患者会在妄想支配下产生伤害行为。

(4)钟情妄想多见于未婚中年女性　她所认定的爱人多具有较高的社会地位、名声,也有妻室。患者坚信对方在通过各种暗示传达爱意,并认为只有自己才能给对方带来真正的幸福。

135. 持久的妄想性障碍的妄想特点是什么

持久的妄想性障碍以系统性妄想为主要症状,内容比较固定,具有一定的现实性。妄想的主要内容为被害、嫉妒、夸大、疑病或钟情等。

136. 如何治疗持久的妄想性障碍

抗精神病药可以起到镇静情绪、缓解妄想的作用,但药物治疗最大的障碍是患者不依从。必要时可使用长效针剂。心理治疗对妄想的作用不佳。持久的妄想性障碍的病程多呈持续性,有的可终生不愈;但年老后,由于体力与精力日趋衰退,症状可有所缓解。个别患者经治疗缓解较彻底。研究显示,妄想性障碍一般不会导致人格严重受损或改变,但妄想情况可渐进发展。大多数患者可以继续工作。治疗的目的是建立有效的医患关系,防止问题复杂化。如评定患者有危险性,须住院治疗。尽管有时抗精神病药物可以抑制症状,但尚无充分数据表明存在一种针对性药物。治疗的长期目的之一是将患者的思绪从妄想中转移到更有建设性、更令人愉快的领域。这一目的虽然非常合理,但实践起来有一定的难度。

137. 什么是双相障碍

双相障碍属于心境障碍的一种类型,是指既有躁狂发作又有抑郁发作的一类疾病。DSM-Ⅳ中将双相障碍分为两个亚型,双相Ⅰ型指有躁狂或混合发作及重性抑郁发作,双相Ⅱ型指有轻躁狂及重性抑郁发作,无躁狂发作。

138. 双相障碍会遗传吗

双相障碍具有明显的家族聚集性,其遗传倾向较精神分裂症、重性抑郁障碍等更为突出,但其遗传方式不符合常染色体显性遗传,属多基因遗传。家系性调查结果显示:双相障碍一级亲属中双相障碍的发病率与正常一级亲属双相障碍发生率相比高 8~18 倍,双相障碍的遗传度也高于正常人群,表现为 50% 的双相障碍患者双亲至少有一位罹患情感障碍。如果双亲之一罹患双相障碍,其子女情感障碍发生概率为 25%;而如果双亲均罹患双相障碍,其子女发生情感障碍患病概率则增加到 50%~75%。双胞胎调查发现:单卵双胞胎间双相情感障碍同病率为 33%~90%,而异卵双胞胎间双相障碍同病率为 5%~25%。

139. 哪些因素会影响双相障碍的发病

(1)性别　单相抑郁女性的患病概率是男性的 2 倍,但在双相障碍患者中性别差异不明显。

(2)年龄　双相障碍平均发病年龄为30岁,单相抑郁为40岁,前者明显早于后者,尤其是25岁以前起病的首发抑郁是双相抑郁的重要预测因素。

(3)家族史　家系调查和双胞胎研究已经证实双相障碍的家族聚集性,与单相抑郁相比,双相障碍(尤其是双相Ⅰ型)患者的家系传递与遗传因素的关系更密切。

140. 双相障碍患者一定是因为受了精神刺激才发病的吗

不一定。双相障碍病因未明,生物、心理与社会环境诸多方面因素会参与其发病过程。生物学因素主要涉及遗传、神经生化、神经内分泌、神经再生等方面;与双相障碍关系密切的心理学易患素质是环性气质(情绪在高涨夸大和抑郁悲观间波动)。应激性生活事件是重要的社会心理因素。然而,以上这些因素并不是单独起作用的,目前强调遗传与环境或应激因素之间的交互作用,以及这种交互作用出现的时间节点在双相障碍发生过程中具有重要的影响。

141. 双相障碍的主要表现有哪些

①情绪高涨、易激惹、情绪低落或呈双相性;②情绪低落者,从轻度悲观到强烈自罪感;③思考困难,缺少决断,缺乏兴趣;④头痛,睡眠障碍,精力不足;⑤焦虑,病情严重者可有运动迟滞、激动不安、疑病或被害妄想、厌食、失眠。

142. 躁狂发作的表现有哪些

(1)心境高涨　自我感觉良好,整天兴高采烈,得意洋洋,笑逐颜开,具有一定的感染力,常博得周围人的共鸣,引起阵阵的欢笑。有的患者尽管心境高涨,但情绪不稳,变幻莫测,时而欢乐愉悦,时而激动暴怒;部分患者则以愤怒、易激惹、敌意为特征,甚至可出现破坏及攻击行为,但常常很快转怒为喜或马上赔礼道歉。

(2)思维奔逸　反应敏捷,思潮汹涌,有很多的计划和目标,感到自己的舌头在和思想赛跑,言语跟不上思维的速度,言语增多,滔滔不绝,口若悬河,手舞足蹈,眉飞色舞,即使口干舌燥,声音嘶哑,仍要讲个不停,信口开河,内容不切实际,经常转换主题;目空一切,自命不凡,盛气凌人,不可一世。

(3)活动增多　精力旺盛,不知疲倦;兴趣广泛,动作迅速;忙忙碌碌,爱管闲事,但往往虎头蛇尾,一事无成,随心所欲,不计后果,常挥霍无度,慷慨大方,为了吸引眼球而过度修饰自己,哗众取宠,专横跋扈;好为人师,喜欢对别人颐指气使,举止轻浮;常出入娱乐场所,招蜂引蝶。

(4)躯体症状　面色红润,双眼炯炯有神,心率加快,瞳孔扩大。睡眠需要减少,入睡困难,早醒,睡眠节律紊乱;食欲亢进,暴饮暴食,或因过于忙碌而进食不规则,加上过度消耗引起体重下降;对异性的兴趣增加,性欲亢进,性生活无节制。

(5)其他症状　注意力不能集中持久,容易受外界环境的影响而转移;记忆力增强,紊乱多变;发作极为严重时,患者极度兴奋躁动,可有短暂、片段的幻听,行为紊乱而毫无目的指向,伴有冲动行为;也可出现意识障碍,有错觉、幻觉及思维不连贯等症状,称为谵妄性躁狂。多数患者在疾病的早期即丧失自知力。

(6)轻躁狂发作　躁狂发作临床表现较轻者称为轻躁狂,患者可存在持续至少数天的心境高涨、精力充沛、活动增多,有显著的自我感觉良好,注意力不集中也不能持久,轻度挥霍,社交活动增多,性欲增强,睡眠需要减少。有时表现为易激惹,自负自傲,行为较莽撞,但不伴有幻觉、妄想等精神病性症状。对患者社会功能有轻度的影响,部分患者有时达不到影响社会功能的程度。一般人常不易觉察。

143. 抑郁发作有哪些表现

(1)以心境抑郁为主要特征且相对持久,但在一日内可有晨重晚轻的节律变化。

(2)首次发作者,情绪障碍至少已持续2周(如症状严重需立即治疗或住院者,或过去有肯定的躁狂或抑郁发作者不受此限),且至少具有下列症状中的4项:①对日常活动丧失兴趣或无愉快感,性欲减退;②精力明显减弱,无原因的疲倦、软弱无力;③反复出现死亡的念头,或有自杀企图或行为;④自责或内疚感;⑤思考能力或注意力减退;⑥精神运动迟钝或激越;⑦失眠、早醒或睡眠过多;⑧食欲减退,体重明显减轻。

 144. 双相障碍主要有哪些类型

《中国精神障碍分类与诊断标准》第三版(CCMD-3)中有关于双相障碍的介绍,根据发作时所处的状态,可将双相障碍分为:双相障碍-目前为轻躁狂;双相障碍-目前为无精神病性症状的躁狂;双相障碍-目前为有精神病性症状的躁狂;双相障碍-目前为轻抑郁;双相障碍-目前为无精神病性症状的抑郁;双相障碍-目前为有精神病性症状的抑郁;双相障碍-目前为混合发作;其他或待分类的双相障碍;双相障碍-目前为快速循环发作。

另外,根据躁狂抑郁发作的轻重对双相障碍进行分类是目前临床上经常使用的分类方法,依此可将双相障碍分为:①双相Ⅰ型:躁狂发作明显且严重,又有重性抑郁发作;②双相Ⅱ型:躁狂发作一般较轻,其抑郁发作明显而严重;③双相其他型:躁狂或抑郁发作均不严重;④环性情绪人格:具有躁狂抑郁双相情绪波动人格特征,其情绪波动幅度轻。

 145. 双相障碍的治疗原则是什么

(1)个体化治疗原则 需要考虑患者的性别、年龄、主要症状、躯体情况、是否合并使用药物、首发或复发、既往治疗史等多方面因素,选择合适的药物,从较低剂量开始,根据患者反应滴定。治疗过程中需要密切观察治疗反应、不良反应,以及可能出现的药物相互作用等并进行及时调整,提高患者的耐受性和依从性。

(2)综合治疗原则 应采取药物治疗、物理治疗、心理治疗和危机干预等措施的综合运用,提高疗效,改善依从性,预防复发和自杀,改善社会功能和生活质量。

(3)长期治疗原则 由于双相障碍几乎终身以循环方式反复发作,其发作的频率远较抑郁障碍高,因此应坚持长期治疗。急性期治疗的目的是控制症状、缩短病程;巩固期治疗的目的是防止症状复燃、促使社会功能的恢复;维持期治疗的目的在于防止复发、维持良好的社会功能、提高生活质量。

146. 哪些药物可以治疗双相障碍

最主要的治疗药物是抗躁狂药(碳酸锂)和抗癫痫药(丙戊酸盐、卡马西平、拉莫三嗪等),它们又被称为心境稳定剂。对于有明显兴奋躁动的患者,可以合并抗精神病药物,包括经典抗精神病药氟哌啶醇、氯丙嗪和非典型抗精神病药奥氮平、喹硫平、利培酮、齐拉西酮、阿立哌唑等。严重的患者可以合并改良电抽搐治疗。对于难治性患者,可以考虑氯氮平合并碳酸锂治疗。治疗中需要注意药物不良反应和相互作用。对于双相抑郁患者,原则上不主张使用抗抑郁药物,因其容易诱发躁狂发作、快速循环发作或导致抑郁症状慢性化,对于抑郁发作比较严重甚至伴有明显消极行为者、抑郁发作在整个病程中占据绝大多数者以及伴有严重焦虑、强迫症状者,可以考虑在心境稳定剂足量治疗的基础上,短期合并应用抗抑郁药,一旦上述症状缓解,应尽早减少或停用抗抑郁药。

147. 心境稳定剂包括哪些药物,如何选择

心境稳定剂是常用的治疗双相障碍的药物。心境稳定剂包括常用的心境稳定剂和候选的心境稳定剂2种。常用的心境稳定剂包括碳酸锂、丙戊酸盐、卡马西平;候选的心境稳定剂包括拉莫三嗪、托吡酯、加巴喷丁。第二代抗精神病药有氯氮平、利培酮、奥氮平与喹

硫平。

对双相Ⅰ型急性躁狂或双相Ⅱ型轻躁狂发作,可首选锂盐治疗。如果既往对锂盐缺乏疗效,则选用丙戊酸盐或卡马西平,或在锂盐的基础上加用丙戊酸盐或卡马西平。如果不能耐受锂盐治疗,则选用丙戊酸盐或卡马西平。对快速循环发作或混合发作,因其对锂盐缺乏理想的反应,则应首先选用丙戊酸盐或卡马西平,或与候选的心境稳定剂联合用药治疗。对双相抑郁障碍,可首选拉莫三嗪,必要时也可短期合用抗抑郁剂。对难治性病例,可联合应用锂盐和丙戊酸盐或卡马西平,若仍无效,可在原治疗的基础上加用候选的心境稳定剂,或根据情况加用增效果剂。

148. 碳酸锂常用剂量是多少

碳酸锂的口服剂量应逐渐增加并参照血锂浓度调整,一般治疗期为 0.9~1.5g/d,分 1~2 次服用,维持治疗为 0.6~0.9g/d。

149. 服用碳酸锂为什么要监测血药浓度

由于锂盐的治疗指数低,治疗量和中毒量较接近,应对血锂浓度进行监测,帮助调节治疗量及维持量,及时发现急性中毒。治疗期应每 1~2 周测量血锂 1 次,维持治疗期可每月测定 1 次。取血时间应在次日晨,即末次服药后 12 小时。急性治疗的血锂浓度为 0.6~1.2mmol/L,维持治疗的血锂浓度为 0.4~0.8mmol/L。1.4mmol/L 视为有效浓度的上限,超过此值容易出现锂中毒。

150. 碳酸锂中毒的症状有哪些

用药初期可见恶心、呕吐、腹泻、疲乏、肌肉无力、肢体震颤、口干、多尿等症状。还可引起甲状腺功能低下或甲状腺肿,一般停药后可恢复。剂量增大可引起中毒,症状主要为神经系统异常,表现为意识障碍、昏迷、肌张力增高、深反射亢进、共济失调、震颤及颇痛发生。

151. 碳酸锂中毒了怎么办

静注生理盐水可加速锂排泄,但本品安全范围较小,用药期间应每日测定血锂浓度,当浓度高达 1.5~2.0mmol/L 时,应立即减量或停药。一旦发现中毒征象,应立即停药,并依病情给予对症治疗及支持治疗。

152. 哪些人群不适合服用丙戊酸盐

对丙戊酸盐、双丙戊酸盐、丙戊酰胺或本品中任何成分过敏者均不适合服用丙戊酸盐,如急性肝炎患者,慢性肝炎患者,有严重肝炎病史或家族史者,特别是与用药相关的肝卟啉症患者;患有尿素循环障碍疾病的患者。

153. 治疗双相障碍需要注意什么

双相情感障碍是一种情感性精神障碍的亚型,由于存在着个体差异,因此,同样的双相情感障碍疾病,不同患者的治愈时间却是不一样的。要有效地治疗双相情感障碍,首先,需要积极配合医生的药物治疗,并且做到定期复诊;其次,患者本身也要增强战胜疾病的信心和决心,从而使自己在药物治疗过程中能有充分的心理准备;最后,当通过药物治疗消除了自己的精神病性症状或是转入精神康复期后,就需要考虑通过心理咨询师来帮助自己消除致病的心理因素,这样更有利于自己的精神康复。

154. 双相障碍有哪些危害

对个人来说,双相情感障碍会影响正常的工作、生活和学习等方面;对家庭来说,会加重家庭经济负担;对社会来说,也会造成不同程度的经济压力。

155. 双相障碍容易复发吗

患者的情况不同,治疗结果可能不同。双相情感障碍首次发病后坚持系统的药物治疗,部分患者不一定复发。

156. 导致双相障碍复发的原因是什么,如何避免

双相障碍是慢性病程障碍,其发作的频率远超过单纯抑郁障碍,特别是快速循环型反复发作更频繁。导致复发的原因很多,如个体因素(如不按时服药)、环境因素、社会因素等。

157. 如何治疗双相障碍

根据《中国精神障碍防治指南——双相障碍防治指南》规定,治疗双相障碍可分为3个阶段:

(1)急性治疗期　目的是控制症状、缩短病程,充分治疗到完全缓解,以免症状复发或恶化。一般情况下需要6~8周。

(2)巩固治疗期　目的是防止症状复发,促使社会功能的恢复。一般而言,此期间主要治疗药物(如心境稳定剂)剂量应维持急性期水平不变。一般巩固治疗时间为:抑郁发作4~6个月,躁狂或混合性发作2~3个月。此期配合心理治疗十分必要,以防止患者自行减药或停药,并促其社会功能恢复。

(3)维持治疗期　目的在于防止复发,维持良好社会功能,提高患者生活质量。对已确诊的双相障碍患者,可在第二次发作(不论是躁狂还是抑郁)缓解后给予维持治疗。在维持治疗期,使用接近治疗剂量者比低于治疗剂量者的预防复发效果要好。以锂盐为例。一般保持血锂浓度在0~0.8mmol/L为宜。维持治疗应持续多久尚无定论。如多次发作者,可考虑在其病情稳定达到既往发作2~3个循环的间歇期或2~3年后,再边观察边减少药物剂量,逐渐停药,以避免复发。在停药期间,如有任何复发迹象应及时恢复原治疗方案,待缓解后给予更长维持治疗期。此期间应去除可能存在的社会心理不良因素并

施以心理治疗(包括家庭治疗),更有效地预防复发。

158. 人为什么会患抑郁症

迄今为止,抑郁症的病因并不清楚,但可以肯定的是,生物、心理与社会环境诸多方面的因素参与了抑郁症的发病过程。生物学因素主要涉及遗传、神经生化、神经内分泌、神经再生等方面;与抑郁症关系密切的心理学易患因素是病前性格特征,如抑郁气质。成年期遭遇应激性的生活事件是导致出现具有临床意义的抑郁发作的重要触发条件。然而,以上这些因素并不是单独起作用的。目前强调遗传与环境或应激因素之间的交互作用,以及这种交互作用出现的时间节点在抑郁症发生过程中具有重要的影响。也正因如此,抑郁症容易复发。

159. 双相障碍与抑郁症有何不同

双相障碍属于心境障碍的一种类型,是指既有躁狂发作又有抑郁发作的一类疾病。研究发现,躁狂发作前往往有轻微和短暂的抑郁发作,所以多数学者认为躁狂发作就是双相障碍,只有抑郁发作才是单相障碍。DSM-Ⅳ中将双相障碍分为两个亚型,双相Ⅰ型指有躁狂或混合发作及重性抑郁发作,双相Ⅱ型指有轻躁狂及重性抑郁发作,无躁狂发作。值得注意的是,双相抑郁未引起临床医生的足够重视,有报道称,37%的双相抑郁患者被误诊为单相抑郁,长期使用抗抑郁药治疗,从而诱发躁狂快速循环发作,使发作频率增加。

抑郁症又称抑郁障碍,以显著而持久的心境低落为主要临床特征,是心境障碍的主要类型。临床可见与其处境不相符的心境低落,情绪的消沉可以从闷闷不乐到悲痛欲绝、自卑抑郁,甚至悲观厌世,可有自杀企图或行为,甚至发生木僵;部分病例有明显的焦虑和运动性激越;严重者可出现幻觉、妄想等精神病性症状。每次发作至少持续2周以上,长者甚或数年,多数病例有反复发作的倾向,大多数发作可以缓解,部分可有残留症状或转为慢性。

160. 为什么抑郁症患者内心很痛苦

内心痛苦是抑郁症患者常见的体验,可能与生活事件有关。有人对抑郁症患者追踪10年发现,有75%～80%的患者多次复发,故抑郁症患者需要进行预防性治疗。发作3次以上者应长期治疗,甚至终身服药。多数学者认为维持治疗药物的剂量应与治疗剂量相同,还应定期门诊随访观察。心理治疗和社会支持系统对预防本病复发也有非常重要的作用,应尽可能解除或减轻患者过重的心理负担和压力,帮助患者解决生活和工作中的实际困难及问题,提高患者的应对能力,并积极为其创造良好的环境,以防复发。

161. 抑郁症不及时治疗会怎么样

抑郁症若不及时治疗,患者的症状无法得到有效缓解。情绪的消沉可以从闷闷不乐到悲痛欲绝,自卑抑郁,甚至悲观厌世,可有自杀企图或行为,甚至发生木僵;部分病例有明显的焦虑和运动性激越;严重者可出现幻觉、妄想等精神病性症状。因此,积极有效的治疗对于抑郁症患者很有必要。

162. 抑郁症患者会有哪些躯体不适

抑郁症的躯体化症状大致可归纳为以下几方面:

(1)睡眠障碍 抑郁症患者都有不同程度的睡眠障碍。常表现为早醒、入睡困难或睡眠过多。最典型的症状是早醒,一旦醒来就再难入眠。患者往往会整日心情低落,有的表现为入睡困难,躺在床上辗转反侧,难以入眠;有的则表现为易醒,睡眠质量不高;有的表现为睡眠过多。

(2)胃肠道症状 此症状亦为抑郁症常见的症状,如口干、味苦、腹胀等。食欲不振甚至不思饮食;体重减轻。抑郁症患者大多面无笑容、愁眉苦脸,常有莫名的体重下降。

(3)性欲减退 表现为性欲明显减低或不能唤起性欲,婚后性生活处于被动应付状态。

（4）自主神经紊乱症状　表现为心悸、心慌、出汗等。比如有的患者觉得胸前不适，担心自己患了某种疾病，表现为紧张害怕，频繁出入各大医院却检查无果。

（5）躯体疼痛或不适感　多见于头颈部、背部和四肢。比如有的患者表现为后颈部发紧感，四处求医问药，甚至会影响患者的学习、工作。

163. 长期睡眠不好会抑郁吗

长期睡眠不好一般不会引发抑郁症，但抑郁症的临床表现有睡眠障碍。抑郁症患者都有不同程度的睡眠障碍，常表现为早醒、入睡困难或睡眠过多。最具特征性的症状是早醒，一旦醒来就再难入眠。

164. 抑郁症和性格有关系吗

有一定的关系。与抑郁症关系密切的心理学易患因素是病前性格特征，如内向、孤僻。目前遗传与环境或应激因素之间的交互作用以及这种交互作用出现的时间节点在抑郁症发生过程中具有重要的影响。

165. 哪些抑郁症患者的病情容易复发

未接受系统的治疗，未坚持服药，没有良好的社会、家庭支持系统，以及性格内向、孤僻的抑郁症患者的病情容易复发。

166. 心境稳定剂有哪些用途

情绪稳定剂有助于躁郁症患者避免狂躁症达到高峰状态和抑郁症落到低谷状态，它实际上起稳定情绪的作用。最常见的情绪稳定剂是碳酸锂、丙戊酸盐和卡马西平。大多数的情绪稳定剂也起抗癫痫药物的作用，包括卡马西平和丙戊酸。除此之外，用于稳定情绪的抗癫痫药物还包括加巴喷丁、拉莫三嗪和托吡酯。情绪稳定剂也治疗不安和冲动。

167. 抗抑郁药是怎么缓解抑郁情绪的

抑郁症的物质基础与大脑中的神经递质有关。神经递质是从一个神经细胞向另一个神经细胞传递信息的化学物质。神经细胞彼此并不互相接触，它们之间存在很小的间隙，称为突触。当一个神经冲动传递的时候，传出信息的神经细胞释放出少量的神经递质，这些神经递质把信号传递给下一个神经细胞，如此传遍全身。一个神经冲动传过突触后，一些特殊的酶就会将神经递质清除，以便下一个神经冲动能够传递。

抑郁症与一些特定的神经递质的含量过低有密切的关系，比如5-羟色胺。有些抗抑郁药通过干扰那些清除神经递质的酶的作用来提高这些神经递质的含量，这个过程称为"重吸收抑制"。不同的抗抑郁药对各种神经递质有不同的作用。各种抗抑郁药可能对同样的神经递质产生作用，但它们也有自己独特的作用，这是它们彼此相区别的地方。

168. 双相障碍治疗时有哪些注意事项

双相情感障碍是心境（情感）障碍的一种类型，也称双相心境障碍，一般指既有躁狂或轻躁狂发作，又有抑郁发作的一类心境障碍，它对患者的日常生活及社会功能产生不良影响。躁狂症比抑郁症持续时间短，有反复发作倾向，以发作1～2次居多，亦可发作数次。发作次数愈多，年龄愈大，其病程持续时间愈长。一般预后良好，间歇期表现如常，多次发作也不遗留精神症状和人格障碍。少数患者迁延成慢性者，预后较差。从类型上看，单相型发作的间歇期和持续时间均较长；双相型双单相型易于复发，发作持续时较短。患者居室须安静、舒适，保持空气新鲜，避免阳光刺激。尊重患者，尽可能让患者处于正常的物质、精神生活之中进行心理咨询。密切注意患者的精神状态，对情绪亢奋、行为不能自制者，须防止其毁物伤人；对情绪低落者，须防止其自杀。

169. 怎样看待双相障碍治疗药物的副作用

双相障碍治疗药物的副作用因人而异,若出现药物副作用,请及时就医进行相应的处理,以免耽误病情。

170. 双相障碍患者需要做电疗吗

电疗的适应证主要有抑郁障碍、躁狂发作、精神分裂症。是否需要做电疗,应根据患者的具体情况酌情考虑。

171. 什么是难治性抑郁症

对于难治性抑郁症,目前,各国学者都比较接受且公认的前瞻性定义为:在临床研究中,将符合经过足量、足疗程的至少两种作用机制不同的抗抑郁药物治疗疗效不佳的抑郁症患者,先采用一种已知有效的抗抑郁药在临床研究条件下治疗一个充分的疗程(如6周),如仍疗效甚微,方定义为难治性抑郁症。

172. 如何护理双相障碍患者

寻求正规的精神专科就诊治疗,这样才能得到正确的指导。因专科的治疗优势在于专科医生具有全面的临床医学知识和一定的治疗经验,对躁狂抑郁症的诱发因素、发病机制、病情发展和预后及防治等方面有明确而科学的认识,能根据患者的病情进行综合分析,制订好的治疗方案,做到整体辨证,个体治疗。选择科学系统的治疗方案之后,家人要督促患者坚持服药,规律性地治疗。因双相情感障碍是一个慢性疾病,治疗一般需要一定的过程,才能控制病情,达到治愈目的。如果患者或家人没有足够的耐心与信心,感觉症状减轻了,就不愿意继续服药治疗极易造成反复。减少诱因刺激,先要做到消除病因,从根本上预防精神疾病的发生,如避免精神刺激,让患者生活在一个快乐、温馨、祥和的家庭氛围之中,有利于患者全面康复。同时加强心理素质,提高机体抵抗力,这样才能有效预防疾病的发生。家人要重视与患者多沟通,帮助患者解决疑难问题、纠正不良的行为和习惯,并维持已纠正的行为,调整家庭内的失衡状态。

173. 抑郁症患者家属应该怎么做

让患者生活在一个快乐、温馨、祥和的家庭氛围之中,有利于患者全面康复。同时,患者应加强心理素质,提高机体抵抗力,这样才能有效预防疾病的发生。家人要重视与患者多沟通,帮助患者解决疑难问题,帮助患者纠正不良行为和习惯,并维持已纠正的行为,调整家庭内的失衡状态。必要时可做家庭治疗。

174. 双相障碍患者的心理治疗包括哪些

双相障碍患者的心理治疗包括精神分析、认知行为疗法、家庭治疗等。

175. 抑郁症患者可以不吃药只进行心理治疗吗

不建议不吃药只进行心理治疗。抑郁症需要系统治疗,包括药物治疗、心理治疗、物理治疗、康复治疗等。

176. 儿童会得双相障碍吗

会。需要认识到的是,双相情感障碍事实上是一种年轻人的疾病,发病年龄通常是青少年中、晚期,大多数患者在21岁以下发病。这是一种终身疾病,一旦发病,需要多年与之抗争。该疾病极具破坏性,因为它在儿童的生长发育的关键时期发病,妨碍了青少年的成长,有时还会干扰诊断,因此,治疗尤为重要。研究表明,如不及时采取治疗,随着时间的推移,患者复发的周期会逐渐缩短。双相情感障碍的早期是渐进式的,所以尽早治疗可能是阻止或延缓病情恶化的最好方法。

177. 双相障碍患者可以怀孕吗

根据患者的情况不同,医生会对其采取不同的方案,指导患者前往专科医院就诊并遵医嘱执行。用药期间是不可以怀孕的,建议患者最好在停药3个月后再考虑怀孕。怀孕前最好到正规医院妇产科进行孕前检查,有利于优生优育。

178. 抗精神病药物对胎儿有多大影响

抗精神病药物只要达到一定剂量,就会对胎儿造成不良影响,如致畸、致死。建议服用抗精神病药的患者应推迟妊娠或终止妊娠。

179. 双相障碍患者会自杀吗

会。双相情感障碍抑郁发作的患者可能会有自杀行为。

180. 双相障碍患者可以彻底治愈吗

患者个体情况不同,一部分患者经过系统的治疗可以治愈。

181. 什么是神经症

神经症是一组精神障碍的总称,包括神经衰弱、强迫症、焦虑症、恐怖症、躯体形式障碍等,患者深感痛苦且妨碍心理功能或社会功能,但没有任何可证实的器质性病理基础。病程大多迁延或呈发作性。

182. 人为什么会患神经症呢

神经症的发病通常与不良的社会心理因素有关,不健康的素质和人格特性常构成发病的基础。神经症的症状复杂多样,其典型症状是患者感到不能控制自认为应该加以控制的心理活动,如焦虑、持续的紧张心情、恐惧、缠人的烦恼、自认毫无意义的胡思乱想、强迫观念等。患者虽有多种躯体的自觉不适感,但临床检查未能发现器质性病变。患者一般能适应社会,其行为一般保持在社会规范容许的范围内,可以被他人理解和接受,但其症状却妨碍了患者的心理功能或社会功能。患者对存在的症状感到痛苦和无能为力,常迫切要求治疗,自知力完整或完全完整。神经症是门诊中最常见的疾病之一。

183. 如何诊断神经症

至少要符合两个条件才能诊断:①经过仔细检查没有发现相应的、可以解释其症状的躯体疾病;②精神因素在其发病及病情变化中有很大的影响。

184. 如何增强患者治疗神经症的信心

神经症属于心因性疾病,应以精神治疗为主,辅以药物及其他物理治疗。例如,抗抑郁、抗焦虑药物可以改善患者的情绪,也可以使肌肉放松,消除一些躯体不适感;其他物理治疗包括体育锻炼,旅游疗养,调整不合理的学习、工作方式等也不失为一种摆脱烦恼处境、改善紧张状态、缓解精神压力的好方法。患者应该在医师的指导下循序渐进地进行对症治疗,消除病因,增强心理承受力,促进康复。

185. 神经症如何分类

神经症分为强迫症、广泛性焦虑障碍、惊恐障碍、恐惧症、躯体形式障碍及神经衰弱等。

186. 神经症严重吗

神经症的症状复杂多样,有的患者会头痛、失眠、记忆力减退,有的患者则会心悸、胸闷、恐怖等。其特点是症状的出现与变化与精神因素有关。如有的胃肠神经症患者,每当情绪紧张时会出现腹泻。惊恐障碍的患者甚至会出现濒死感。

187. 神经症患者不吃药能自愈吗

大部分的神经症患者往往不能自愈,需要积极治疗。在神经症治疗方面,应以精神治疗为主,辅以药物及其他物理治疗。症状较重者,还要坚持服用药物进行治疗。

188. 神经症患者除了吃药还有没有更好的治疗办法

除了吃药,精神心理治疗的方法有很多,比如认知行为治疗、家庭治疗及催眠疗法等,有的患者也可以通过冥想、放松及暗示治疗收到不错效果,如电子生物反馈、重复经颅磁刺激治疗(r‒TMS)等物理治疗多有不错的效果。

189. 神经症能彻底治愈吗

神经症属于精神科的轻症,一般情况下,患者认真配合医生并经过系统的治疗都可以治愈,但也有一部分患者病程比较迁延,可能因为其性格因素或依从性差等原因,症状改善不明显。

190. 神经症患者是不是需要终身服药

也不是那么绝对,要视病情而定。大部分神经症患者不用终身服药,他们通过系统的心理治疗及自身调节,增强了心理防御机制,并配合一定时间的药物治疗,待病情稳定后,可以停止服药。

191. 治疗神经症的药物副作用大吗

治疗神经症的药物以抗焦虑和抗抑郁药物为主,这些药物有一定的副作用,但是随着药物研发技术的改进,副作用已经明显减少,一般出现的副作用都是可耐受的,无须特殊处理。

192. 神经症患者可以不吃药只做心理治疗吗

这要视疾病的类型和严重程度而定。一般而言,仅做心理治疗就可以,但重度的一定要辅助性地使用药物进一步治疗。

193. 神经症心理治疗的方法有哪些

神经症患者可采用认知行为治疗、家庭治疗、催眠疗法、暗示治疗等心理治疗方法。其中首推认知行为治疗。

194. 神经衰弱是神经症吗

神经衰弱在中国属于神经症的诊断之一,具有神经症的特性。需要患者正视和重视,根据病情严重程度,接受规范而系统的治疗。

195. 神经衰弱与容易疲劳的区别是什么

神经衰弱是由于患者长期处于紧张和压力下,出现精神易兴奋和脑力易疲乏的现象,常伴有情绪烦恼、易激惹、睡眠障碍、肌肉紧张性疼痛等。这些症状不能归于脑、躯体疾病及其他精神疾病。症状时轻时重,波动与心理、社会因素有关,病程多迁延。

196. 神经衰弱患者有什么表现

神经衰弱患者常感脑力和体力不足,容易疲劳。注意力难以集中,记忆不佳,常忘事,无论进行脑力或体力活动,稍久即感疲乏。对刺激过度敏感,如对声、光刺激或细微的躯体不适特别敏感。

197. 神经衰弱如何预防

体育锻炼,旅游疗养,调整不合理的学习、工作方式等不失为摆脱烦恼处境、改善紧张状态、缓解精神压力的好方法。

198. 亲朋好友如何与神经症患者相处

作为神经症患者的亲人、朋友,应当充分了解神经症的相关知识,对神经症患者要表示理解,甚至感同身受地去进行支持性和解释性的心理治疗,帮助患者认识疾病的性质,消除继发焦虑,并增强患者战胜疾病的信心。

199. 做事容易着急上火是焦虑症吗

不是,因为诊断焦虑症最主要的依据是临床症状和病程。具体可参照国际疾病诊断分类标准(ICD-10)中焦虑症的诊断,不能仅仅因为容易着急上火就诊断为焦虑症。做事容易着急上火可能仅仅是患者的性格使然,医生一定要仔细询问病史,认真进行精神检查。

200. 什么是焦虑症

经常出现与现实情境不符的过分担心、紧张害怕,这种紧张害怕常常没有明确的对象和内容。感觉自己一直处于紧张不安、提心吊胆,恐惧、害怕、忧虑的状态属于广泛性焦虑的症状。要诊断焦虑症,还要看患者的社会功能是否受到影响,如果患者正常的工作及学习受到影响,就需要及时治疗。

201. 什么是惊恐发作

惊恐发作是一种急性的焦虑发作。该病患者通常前往急诊就医,但经过检查却无阳性结果。发作期确实严重,甚至有濒死感,在缓解期也会出现预期焦虑,担心再次出现发作的情况,这也是精神类疾病,需要前往精神科就诊。

202. 什么是场所恐怖症,如何治疗

场所恐怖症主要包括怕独自一人离家、乘坐火车,怕进商场等人多的地方和公共场所。常表现为惊恐发作、抑郁、强迫症状,而社交恐惧则是次要症状。

场所恐怖症的治疗包括药物治疗和心理治疗两类。

(1)药物治疗　减轻紧张、焦虑或惊恐发作,可选用苯二氮䓬类药物和/或抗抑郁剂,如选择性5-羟色胺、再摄取抑制剂、三环类抗抑郁剂等。

(2)心理治疗　是治疗该病的重要方法。主要包括:①行为治疗:

包括系统脱敏疗法、暴露疗法等,为治疗特定恐怖症最重要的方法。②认知行为治疗:是治疗恐怖症的首选方法。既往的行为治疗方法更强调可观察到的行为动作,长期疗效不甚令人满意。③社交技能训练:有社交恐怖症的患者常有社交技能缺陷或低估自己的社交技能,可以通过一定时间的训练来改善这种症状。

203. 恐惧症状一般持续多久可以诊断为恐惧症

3个月。精神疾病一般都有相应的病程标准,不是只有精神症状就可以诊断。

204. 什么是强迫症

强迫症(OCD)属于焦虑障碍的一种类型,是一组以强迫思维和强迫行为为主要临床表现的神经精神疾病,其特点为有意识的强迫和反强迫并存,一些毫无意义、甚至违背自己意愿的想法或冲动反反复复侵入患者的日常生活。患者虽体验到这些想法或冲动来源于自身,极力抵抗,但始终无法控制,二者强烈的冲突使其感到巨大的焦虑和痛苦,影响其学习工作、人际交往,甚至生活起居。

205. 强迫症和性格有关系吗

强迫症患者个性中或多或少存在追求完美,对自己和他人高标准、严要求的倾向,有一部分患者病前即有强迫型人格,表现为过分的谨小慎微、责任感过强、希望凡事都能尽善尽美,因而在处理不良生活事件时缺乏弹性,表现得难以适应。

206. 强迫症的预后怎么样

强迫症的发病与社会、心理、个性、遗传及神经内分泌等因素有关,其中前两项是可以干预、防患未然的,但后两项需要患者按时按量服药,切不可私自停药或减药。预后效果的个体差异也很大,有人预后好,有的就不好。

207. 强迫症可以手术治疗吗

曾有针对神经环路的手术来控制强迫症状,但是患者的自理能力下降,所以现在基本没人进行手术治疗了。

208. 自我感觉有强迫症,需要看医生吗

最好先看医生,以明确诊断和严重程度,再行下一步诊治。

209. 什么是躯体形式障碍,如何治疗

躯体形式障碍是一种以持久地担心或相信各种躯体症状的优势观念为特征的神经症。患者因这些症状反复就医,但各种医学检查阴性和医生的解释均不能打消其疑虑。

躯体形式障碍主要通过心理治疗和药物治疗来进行改善。

(1)心理治疗 ①支持性心理治疗:给予患者解释、指导、疏通,令其了解与疾病症状有关的知识,对于缓解患者情绪症状、增强治疗信心有效;②心理动力学心理治疗:帮助患者探究并领悟症状背后的内在心理冲突,对于症状的彻底缓解有效;③认知疗法:对于疑病观念明显且有疑病性格的患者,予以认识矫正治疗,有远期疗效;④森田疗法:使患者了解症状实质并非严重,采取接纳和忍受症状的态度,继续工作、学习和顺其自然地生活,对于缓解疾病症状、提高生活质量有效。

(2)药物治疗 患者对健康要求高,对躯体反应敏感,宜选用不良反应小的药物,且以小剂量治疗为宜。可给予焦虑、抑郁症状明显者适量抗焦虑药物或抗抑郁药。往往用一种抗焦虑药(阿普唑仑、劳拉西泮、氯硝西泮等)小剂量治疗有效。

210. 如何诊断躯体形式障碍

躯体形式障碍的主要特征为多种多样、反复出现、时常变化的躯体症状。这些症状很可能是由应激引起的不愉快心情转化而来,在到

精神科就诊之前,症状往往已存在数年。大多数患者已有过与基层和专门医疗保健机构长期接触的复杂经历,也曾进行过许多没有阳性发现的检查或一无所获的手术。诊断躯体形式障碍时应注意,患者存在各式各样、变化多端的躯体症状至少2年,且未发现任何恰当的躯体解释,不断拒绝多名医生关于其症状没有躯体解释的忠告与保证。症状及其所致行为已造成一定程度的社会和家庭功能损害。

211. 如何治疗躯体形式的疼痛障碍

对躯体反应敏感的患者,宜选用不良反应小的药物,且以小剂量治疗为宜。对于焦虑、抑郁症状明显者,可给予适量抗焦虑药物或抗抑郁药,如度洛西汀等。

212. 神经症会不会遗传

神经症一般不会遗传,确切病因尚不明。心理动力学理论认为,该病患者往往不会于探究自己内在心理,因此常坚持某种躯体性病因。其实该病主要由心理因素造成。

213. 神经症如何治疗

一般视情况而定,严重者需要住院治疗。

(1) 心理治疗 患者常常拒绝接受治疗的根本其实在于心理因素,因此,以提高内省力为目的的心理治疗可以帮助患者探究并解决引起症状的内心冲突。一旦内心冲突解决,症状常常自动消失。当然,有的患者对这种治疗有阻抗。

(2) 对症治疗 对伴有明显焦虑、抑郁病症状者,应予适当的抗焦虑剂、抗抑郁剂治疗;针对某些躯体症状,可予相应的内科药物治疗。

(3) 其他生物反馈及全身放松治疗技巧,均可帮助患者全身放松,控制焦虑、疼痛等。

214. 如何预防神经症

处理人际关系时,提倡严于律己,宽以待人,互相理解、体谅,这是防止人际关系紧张的有效方法之一。在处理家庭关系、同事关系、邻里关系或上下级关系时,尤应如此。

215. 哪些人容易得神经症

不安性、固执性、自我内省性及强烈欲求为神经质的基本性格特征。与神经症有关的还有慎重、细致、忍耐性强,彻底的、敏锐的承受性,认真、诚实等特征。这些特征既有引发、强化神经症症状的方面,又有克服神经症症状的方面,具有妨碍社会生活和有益于社会生活的两面性。

216. 治疗神经症的常见药物有哪些

减轻紧张、焦虑或惊恐发作,可选用苯二氮䓬类药物和(或)抗抑郁剂,如选择性5-羟色胺再摄取抑制剂、三环类抗抑郁剂等。

217. 神经症药物治疗需要注意什么

患者应该在医师的指导下循序渐进地进行对症治疗,不可急于求成。

218. 抑郁性神经症与抑郁症一样吗

不一样。抑郁性神经症又称神经症性抑郁,由社会心理因素引起,也往往与患者的个性偏离有关;是以持久的心境低落为主要特征的神经症性障碍,严重程度可起伏波动;常伴有焦虑、躯体不适和睡眠障碍。患者有治疗要求,但无明显的运动性抑制或幻觉、妄想,生活工作不受严重影响。而抑郁症又称抑郁障碍,以显著而持久的心境低落为主要临床特征,是心境障碍的主要类型。临床可见患者心境低落与其处境不相称,情绪的消沉可以从闷闷不乐到悲痛欲绝、自卑抑郁,甚至悲观厌世,可有自杀企图或行为,甚至发生木僵;部分病例有明显的焦虑和运动性激越;严重者可出现幻觉、妄想等精神病性症状。每次发作至少持续2周以上,长者甚或数年,多数病例有反复发作的倾向,每次发作大多数可以缓解,部分可有残留症状或转为慢性。

219. 什么是惊恐障碍

惊恐发作亦称急性焦虑发作,表现为患者突然发生强烈不适,可有胸闷、透不过来气的感觉、心悸、出汗、胃不适、颤抖、手足发麻、濒死感、要发疯感或失去控制感,每次发作约15分钟。发作可无明显原因或无特殊情境,还有一些人在某些特殊情境如拥挤人群、商店、公共车辆中发作。

220. 哪种性格的人容易患躯体形式障碍

慎重、细致、忍耐性强,彻底的、敏锐的承受性,认真、患得患失的人易患躯体形式障碍。

221. 焦虑障碍患者的家属需要注意什么

提倡严于律己,宽以待人,互相理解、体谅。家属应避免对患者过分关注,引导其通过增加兴趣爱好,转移不必要的注意力。引导患者多向家人倾诉心事,作为家属要耐心倾听,细心开导。

222. 如何帮助强迫症患者

首先,引导患者做到认识与实践同步。要认识一点做一点,避免"什么都懂,什么也不去做;什么都知道,什么也做不到"。强迫症患者常抱着"惰性兴奋灶"死不肯放,终日陷在"痛苦"的泥潭中,怨天尤人,强调种种理由及变相地为"病"辩解,逃避现实。习惯于"丢了一万之实,只图万一之虚,避一时之苦,造成终身毁灭"而无怨的观念,是强迫症的致命杀手。

其次,在疏导过程中,要引导患者克服病理思维,要在认识深化、疏通引导中通过理解、联系、转化、反思等信息加工过程,实现病理思维的转化,使自我认识不断提高,冲破顽固、陈旧、僵化的病理观念(惰性兴奋灶)的束缚和禁锢,从认识个性中夸张的偏向入手,从逐步适应现实社会环境出发,以长远利益为目标,以社会实践活动为标准,客观地分析病理思维的原因,揭示病理思维形成的实质及个性根源、病史发展和自我认识,克服观念上及行为上与现实的矛盾,去鉴别是非真伪,做到"自我解放",即从病理思维到正常思维,从陈旧观念到现实观念来帮助强迫症患者。

再次,引导患者在疏导中能抓住自身和外部的有利时机,不断深化自我认识,及时解决在克服病态心理的过程中各种复杂的矛盾和问题,避免干扰治疗进程,强化心理转换过程。

最后,引导患者认识到对强迫症的治疗,无论病情轻重,症状多少,都不能脱离正常的社会活动(学习、工作、人际交往等正常生活)。自我封闭,与社会隔离,对治疗没有好处。

223. 强迫症患者可以通过改变环境或自我调节而自愈吗

强迫症的病因复杂,尚无定论,目前认为主要与心理、社会、个性、遗传及神经-内分泌等因素有关。许多研究表明,患者在首次发病时曾遭受过一些不良生活事件,如人际关系紧张、婚姻遇到考验、学习工作受挫等。强迫症患者个性中或多或少存在追求完美、对自己和他人高标准严要求的倾向,有一部分患者病前即有强迫型人格,表现为过分谨小慎微、责任感过强、希望凡事都能尽善尽美,因而在处理不良生活事件时缺乏弹性,表现得难以适应。患者内心所经历的矛盾、焦虑最后只能通过强迫性的症状表达出来。另外,近年来的大量研究发现,强迫症的发病可能存在一定的遗传倾向,在神经-内分泌方面也存在功能紊乱,造成诸如5-羟色胺、多巴胺等神经递质失衡,无法正常发挥其生理功能。因此,通过改变环境或自我调节可在一定程度上缓解症状,但不能获得痊愈,一定要接受全面而规范的治疗,从生物、心理、社会这三方面着手。

224. 什么是分离转换性障碍

分离转换性障碍,也叫癔症,是一类由明显精神因素如重大生活事件、内心冲突、情绪激动、暗示或自我暗示作用于易病个体所导致的以分离和转换症状为主的精神疾病。分离是指对过去经历与当今环境和自我身份的认知完全或部分不相符合;转换是指精神刺激引起的情绪反应,接着出现躯体症状。一旦躯体症状出现,情绪反应便褪色或消失,这时的躯体症状便叫作转换症状。转换症状的确诊必须排除器质性病变。

225. 引起分离转换性障碍的原因是什么

(1)精神心理因素　分离转换性障碍的病因与精神因素关系密切,各种不愉快的心境,气愤、委屈、惊恐、羞愧、困窘、悲伤等精神创伤,常是初次发病的诱因,特别是精神紧张、恐惧是引发本病的重要因素,这在战斗中发生的急性癔症性反应特别明显;而童年期的创伤性经历,如遭受精神虐待,躯体或性的摧残,则是成年后发生转换性和分离性障碍的重要原因之一。少数患者多次发病后可无明显诱因,而以后因联想或重新体验初次发作的情感再发病,且多由于暗示或自我暗示而引起。发作有利于患者摆脱困境,发泄情绪,获得别人的同情或得到支持和补偿。

(2)易感素质　躯体化障碍的发病与精神因素关系多不明显,精神因素是否引起癔症或引发何种类型癔症与患者的生理心理素质有关。有易感素质者遇较轻刺激易引发本病。本病患者中具有癔症性格特征者约占49.8%。

(3)器质性因素　曾有研究发现,该病患者中约2/3伴有脑部疾病或曾有器质性脑病,32%的患者曾有神经系统疾病,特别是癫痫病史。

(4)遗传因素　本病的遗传学研究结果颇不一致,有研究发现部分该病患者有遗传素质。

（5）社会文化素质　如风俗习惯、宗教信仰、生活习惯等对本病的发生与发作形式及症状表现等有一定影响。精神因素和暗示作用是癔症发病的主要原因。惊恐、被侮辱、委屈、不如意以及亲人的远离等较强烈的精神创伤往往是癔症第一次发病的诱因。以后的发病，不一定都有很强烈的精神因素，可能由于与精神创伤有联系的事件，或在与第一次起病相类似的情景下产生联想而突然发病。有些患者可因躯体因素（如疼痛、发热、不适、劳累等）引起精神紧张和恐惧或精神不愉快而发病。暗示有致病作用。具有特殊意义的谈话、表情和传说，以及看见其他患者发病均可成为病因，即通过自身体验和联想产生疑虑，深信自己会发病而发病，这是自我暗示的作用。患者易受暗示，是癔症性格所致。

226. 哪些人易患分离转换性障碍

精神因素和暗示的作用是癔症发病的主要原因。但是，当受到精神因素的影响以及暗示的作用以后，为什么有的人保持健康，有的人就患了癔症呢？这与他们的性格不同有关。

分离转换障碍的患者在病前常有情感丰富、富于幻想、善于模仿、易受暗示、自我中心等人格特点。这类人常在某些心理-社会因素的刺激或暗示下，突然出现短暂性精神异常或运动、感觉、自主神经、内脏方面的紊乱。这些症状可由暗示而产生，亦可通过暗示而消失。

（1）情感代替理智　癔症性格的人有高度的情感性，情绪反应强烈而不稳定，容易从一种情感转移为另一种情感，他们为人处事往往感情用事，整个精神活动均易受情感的影响而趋向极端。如对某人有好感时，觉得他十全十美，是世界上少有的好人，但当遇到一点小事时就立刻认为这人一无是处，是最大的恶棍。这就是癔症者的"情感逻辑"。其判断推理完全从当时的情感出发，若情感有了变化，其判断推理也随之改变。

（2）暗示性强　他们的情感和行为极易受别人的言语和行为的暗

示影响,尤其是当他对某人印象良好时,则对该人的意见都会不加分析地盲目接受。他们的自我暗示也很强烈,导致各种身体不适感都可作为自我暗示的基础。

(3)自我中心和好幻想　他们好夸耀自己,显示自己,乐于成为大家注意的中心,喜欢得到别人的赞扬。他们富于生动的幻想,特别是当情感反应强烈时,常易混淆想象和现实,导致有时连他们自己也弄不清楚到底是想象还是事实,给人造成他们在说谎的印象。

227. 分离转换性障碍会遗传吗

分离转换障碍的发生与遗传因素可能有一定关系。据福州地区的有关研究报告,具有阳性家族史者为24%。对于部分患者来说,遗传因素在发病中起的作用似乎比精神因素更为重要。但其是否肯定与遗传有关,尚需积累足够资料才能说明。

228. 分离转换性障碍的主要表现有哪些

该病多起于青年期,35岁以上初发者少见,常在心理、社会因素刺激下急性起病,可有多次发作,尤多见于女性,临床上主要表现为解离性(精神障碍)和转换性(躯体障碍)两种障碍。由于它既可有运动、感觉障碍,又可表现为类自主神经功能障碍、意识障碍、记忆障碍,甚至精神病性障碍,因此临床上易造成误诊。

229. 分离转换性障碍的治疗原则是什么

(1)进行全面心理评估(包括家族史和人际关系,特别要注意促发本病的生活事件及既往的心理创伤)后,制订整体治疗计划。

(2)早期充分治疗,防止症状复发和慢性化。

(3)避免过多和不必要的检查。

(4)避免各种不良暗示,尤其是环境中的不良暗示。

230. 分离转换性障碍患者的病情可以自行缓解吗

分离转换性障碍的预后一般较好,60%～80%的患者可在一年内自行缓解。大多急性发作的患者经过行为治疗、心理治疗、社会支持治疗后,症状可缓解。但慢性患者通常预后不佳,少数患者若病程很长,或经常反复发作,则治疗比较困难。具有明显特征的患者治疗也较困难,且易复发。极个别表现为瘫痪或内脏功能障碍的患者,若得不到及时恰当的治疗,病程迁延,可严重影响工作和生活能力。

231. "爱表现,爱显摆"是不是分离转换性障碍

分离转换障碍患者往往具有表演型人格基础,以过分的感情用事、夸张言行吸引他人注意为特点,往往表现为情绪不稳定、暗示性高、依赖性强等,属于精神疾病。在生活中具有表演型人格的人不在少数,他们往往爱表现、争强好胜,但不能说这些人都有分离转换障碍。

232. 分离转换性障碍中的"分离"具体指什么

分离,是指对过去经历与当今环境和自我身份的认知完全或部分不相符合,临床表现为意识及情感障碍。意识障碍以意识狭窄、朦胧状态为多见,意识范围缩小,有的呈梦样状态或酩酊状态。患者处于意识障碍时,各种防御反射始终存在,并与强烈的情感体验有关,可以有哭笑打滚、捶胸顿足、狂喊乱叫等情感暴发症状,有时呈戏剧样表现,讲话内容与内心体验有关,因此容易被人理解。患者起病前的精神因素常很明显,尽管患者本人否认,但在旁人看来,疾病的发作常有利于摆脱困境,发泄压抑的情绪,获取别人的同情和注意,或得到支持和补偿。反复发作者,往往通过回忆和联想与既往创伤、经历有关的事件或情境即发病。

233. 分离转换性障碍中的"转换"具体指什么

转换,是指精神刺激引起的情绪反应,接着出现躯体症状。一旦躯体症状出现,情绪反应便褪色或消失,这时的躯体症状便叫作转换症状。主要表现为随意运动和感觉功能障碍,提示患者可能存在某种神经系统或躯体疾病,但体格检查、神经系统检查和实验室检查都不能发现其内脏器官和神经系统有相应的器质性损害,其症状和体征不符合神经系统解剖生理特征,而被认为是患者不能解决的内心冲突和愿望具有象征意义的转换。

234. 什么是分离性漫游症,和梦游症一样吗

分离性漫游症是分离转换障碍的一种,是意识与行为发生分离。常在急剧的精神刺激作用下发病,患者几乎总是从不顺心的住所出走,到外地旅行,旅行地点可能是以往熟悉和有情感意义的地方,此时患者意识范围缩小,但日常的基本生活能力(如饮食起居)和简单的社交接触(如购票、乘车、问路等)依然保持,他人看不出其言行、外表有明显异常。此过程历时几十分钟到几天,患者清醒后对病中经过不能回忆或仅有片段回忆。

梦游症也叫睡行症,是一种病态的睡眠状态,也是一种在睡眠过程中睡眠和清醒同时存在的意识改变状态。

235. "鬼上身"是怎么回事

"鬼上身"并不神秘,科学的名称为:癔症性附体状态。该病以女性多见,其大多文化水平低,发病前有明显的发病诱因,家庭及本人迷信观念强,发作时有明显的意识障碍、交替人格,附体的内容以"鬼神"及"精灵"为主,伴以痉挛发作和肢体震颤、肌阵挛和抽搐。发作后患者往往遗忘。是一种亚文化的神灵附体状态,见于亚文化群体,易反复发作,与精神因素有关;也是一种心理补偿方式,其发生机制是分离障碍和选择性遗忘。

236. 神医一夜治愈常年瘫痪的患者，这可能吗

我们经常会看到各种传媒报道称"某某神医一夜治愈常年瘫痪的患者"，这可能吗？从一定意义上说是可能的。这里所谓的"瘫痪"，往往不是医学上真正意义的神经系统的瘫痪，而是分离转换障碍中运动障碍的一种。这种转换性瘫痪以单瘫或截瘫多见，有时可四肢瘫，起病较急，瘫痪程度可轻可重。轻者可活动但无力，重者完全不能活动。检查不能发现神经系统损害证据，伴有肌张力增强或弛缓，有肌张力增强者常固定于某种姿势，被动活动时出现明显抵抗，但不符合解剖特点，常以关节为界；要求瘫痪肢体运动时，可发现拮抗肌肉收缩，将瘫痪肢体上抬，检查者突然放手时，瘫痪肢体徐徐落下，而不与中枢性瘫痪远端重于近端、周围性瘫痪近端重于远端的特点相符，下肢瘫痪，腿被拖着走，而不是借髋部力量先将腿甩到前面，虽走路歪斜，但会支撑，很少跌倒。下肢瘫痪者卧位时下肢活动自如，但不能站立行走，如扶之行走，则比真正器质性患者还要困难，但当患者确信旁边无人时，则行走很好。慢性病例可有肢体挛缩或呈现失用性肌萎缩，但没有提示器质性病变的肌张力及腱反射改变或阳性病理反应。少数治疗不当，瘫痪时间过久可见失用性萎缩。

237. 患者突然全身抽搐，不省人事，这是"羊癫疯"发作了吗

相信很多人对"羊癫疯"发作并不陌生，患者往往表现为口吐白沫、两眼上翻、四肢抽搐、尖叫等，严重者会发生大小便失禁、咬伤或跌伤等，这在医学上称为癫痫大发作，也称为全身性强直-阵挛发作，以意识丧失和全身抽搐为特征。

然而，还有另外一种疾病的发病表现与"羊癫疯"相似，称为转换性痉挛。患者发病前常有明显的心理诱因，发作时常突然倒地，全身僵直，有时呈不规则抽动、呼吸急促，呼之不应，有时扯头发、撕衣服等，表情痛苦。其抽搐发作无规律性，没有癫痫大发作时的强直期及

阵挛期；下肢伸直或全身强硬，肢体阵发性乱抖、乱动，发作可伴哭叫，呼吸呈阵发性加快，脸色略潮红，无大便失禁，不咬舌，发作时瞳孔大小正常；发作握拳时拇指常在其余4指之外；发作时可以讲话；角膜反射存在，甚至反而更敏感；意识虽似不清，但可受暗示使抽搐暂停；发作后期肢体不是松弛，而大多为有力的抵抗被动运动；无病理反射，如发作后期出现阳性跖反射者，提示器质性病变。一次发作可达数十分钟或数小时，随着周围人的暗示而变化，可一日多次发作。

238. 分离转换性障碍患者何时需要就医

很多人可能会想，反正分离转换性障碍也不是什么要命的大病，不去看医生也可以。由于分离转换障碍的临床表现极为复杂多样，与多种疾病的症状类似，几乎占据了医学临床各科所有疾病的症状表现，不论是感觉障碍、运动障碍、内脏病变等，其临床症状常是多变的，易通过暗示而改变病变表现的程度、范围，而且这些病变表现常不符合人的解剖生理上的特点或疾病的固有规律。患者第一次发作绝大多数是受到一定的精神刺激，但以后遇见类似的刺激，或在患者回想起这种刺激的情况下，也可以促其再次发病。就很难确认发病到底是分离转换障碍所致，还是其他器质性疾病所致。这对精神科医生都是一个严峻的考验，作为普通大众，及时就医无疑是最明智的做法。

239. "歇斯底里""癔症"和分离转换性障碍的关系是什么

"歇斯底里"英文意思为毫无来由的情绪，源于希腊文 hystera（子宫）。古代西方人认为此病患者之所以会呈现出各式各样的症状，是因为子宫在女性体内四处移动。在中国，该病症多被称为癔症，即"心意病也"。患者常常情绪异常激动，举止失常，无法控制自己。

早期的医学界认为，歇斯底里症是因为子宫异常引起的肢体异常收缩，被认为是妇女疾病，往往用切除这种野蛮的方法来医治。之后，弗洛伊德证明了歇斯底里症的真实性及合理性，他指出歇斯底里症也常常发生在男性身上,并用催眠暗示等方法引发歇斯底里性的麻痹和收缩。实际上,"歇斯底里症"这个名称本身就是医学史上的耻辱,用这个名词来命名精神系统疾病,表明了早期医学的无能。

240. 失音症有什么表现

失音症常表现为:患者想说话,但发不出声音,或只能用耳语或嘶哑的声音交谈,通常神经系统检查和发音器官检查显示无器质性病变。往往急性起病,病前有明确生活事件为诱因,有一定性格基础等。

241. 什么是"梅核气"

梅核气,病症名。中国医学所称的"梅核气"是一种咽异感症,是指因情志不遂、肝气瘀滞、痰气互结、停聚于咽所致,以咽中似有梅核阻塞,咯之不出、咽之不下,时发时止为主要表现的疾病。患者自觉咽喉中有异物感,无疼痛,咯之不出,咽之不下。临床以咽喉中有异常感觉,但不影响进食为特征。中医肝病、中医咽喉疾病、中医精神疾病均可见此病症。

在现代医学中,梅核气被称为咽异感症,又常被诊为咽部神经官能症,或称咽癔症、癔球症,是转换性障碍患者出现的一种感觉障碍。在咽部正中或稍偏处感觉到不确定的物体或包块,吞咽时或想做吞咽动作时,这种感觉尤其明显,进食过程中症状消失,吞咽食物并无困难,也无体重减轻,患者偶尔体验到好像被鱼骨刺伤一样的喉部疼痛或灼痛。患者多为中年妇女,但年轻人和男性也可发生。

242. 暗示疗法对分离转换性障碍有效吗

暗示治疗往往被认为是消除转换症状的有效措施,尤其适用于急性起病者,可分为觉醒暗示和催眠暗示两种方法。临床治疗中可根据患者病情具体选用。

243. 分离转换障碍患者如何治疗

分离转换障碍以心理治疗为主，可适当配合药物和物理治疗。医生和患者之间应建立良好的关系，使患者对疾病有足够的认识，并对疾病的治愈具有信心和决心。对有躯体症状的患者，除选用药物或物理治疗外，还可以配合语言暗示。对有精神症状的患者，可选用抗精神病药物；对极度兴奋者可肌肉注射药物治疗，有焦虑症状的患者可用抗焦虑药物。此外，针灸、中药、直流电或感应电治疗，均可配合应用。

244. 所有的分离转换障碍患者都需要住院治疗吗

答案当然是否定的。只有当患者病情明显影响到他人或自身的日常生活、学习工作时，或对他人及自身的安全造成一定危险或潜在威胁时，会建议其住院治疗；或者经门诊治疗效果不佳的患者也可住院治疗。

245. 分离转换性障碍患者是"装病"吗

群众所谓的"装病"，学名叫"诈病"。诈病是指毫无病情，为了某种目的而装扮成疾病；或是虽有一定病情，但为了达到某一目的而故意扩大病情的情况。诈病的"症状"发作完全由主观愿望决定、随意控制，目的一旦达到，"症状"就会不治自愈。而分离转换性障碍的症状一旦发生，是主观意识无法控制的。癔症夸张的表演色彩常会给人一种装病的感觉。诈病动机是在意识清晰的情况下，只欺骗别人不欺骗自己，而转换性障碍者既欺骗别人又骗了自己。某些人为避免不愉快事件的发生，或为获取赔偿，或为避免服役，常出现诈病现象，其表现有时难与癔症相鉴别。但是诈病者有明确的目的性，症状易受意志的支配，可因时、因人、因地而异，很少能持续存在，且在公开场合常矫揉造作，注意动态观察，可与癔症相鉴别。

246. 癔症型人格障碍的人一定会得癔症吗

癔症型人格障碍又称表演型人格障碍，是一类以过分的感情用事，夸张言行吸引他人的注意为特点的人格障碍。此型人格障碍患者情绪不稳定，暗示性高，依赖性强，女性较多见。癔症型人格障碍可能是癔症发病的素质因素之一，但具有癔症型人格障碍的人不一定都会罹患癔症。这种病态人格特征于病后显得更加突出。

（1）高度情感性　患者平时情绪偏向幼稚、易波动、任性、急躁易怒、敏感多疑，常因琐事而发脾气或哭泣。情感反应过分强烈，易从一个极端转向另一个极端，往往带有夸张和戏剧性色彩，对人对事也易感情用事。

（2）高度暗示性　暗示是指患者会很轻易地受到周围人的言语、行动、态度等影响，并产生相应的联想和反应；当患者因自身的不适感觉产生某种相应的联想和反应时称自我暗示。暗示性取决于患者的情感倾向，如对某件事或某个人具有情感倾向性，则易受暗示。

（3）高度自我显示性　患者具有自我中心倾向，往往过分夸耀和显示自己，喜欢成为大家注意的中心。病后主要表现为夸大症状，祈求同情。

（4）丰富幻想性　患者富于幻想，其幻想内容生动，在强烈情感影响下，易把实现与幻想相互混淆，给人以说谎的印象。

247. 怎样才不会将癔症性精神病错当作精神分裂症而常年服药治疗

一般精神分裂症患者需要长期用药物维持治疗，而癔症性精神病则不需要用药太久。但经常能见到很多癔症性精神病患者在门诊长期服用抗精神病药物治疗。一方面是医生没弄清楚诊断。癔症性精神病除了具备癔症发病的病前性格、发病诱因等特点外，其出现的精神病性症状往往是片段的、间歇性的出现，详细询问病史可以发现，其精神病性症状往往与其内心矛盾冲突密切相关。而精神分裂症的诊断则需要更多的精神病性症状来支持,且其症状多持续性存在,可以相鉴别。另一方面是因为患者及家属对疾病的关注度过高,担心患者再次犯病,从而让其常年维持药物治疗。想要避免这种现象发生,需要患者及家属加强对疾病的学习,正确看待药物治疗的作用。

248. 亲友如何帮助癔症性精神病患者

(1)保持镇静,将患者置于安静的房间内,使其与喧闹声隔离。

(2)采用暗示治疗,或针刺人中、合谷、足三里及涌泉等主穴,配合曲池、三阳交、少间等穴位治疗。

(3)心理治疗时,协助患者寻找发病原因和影响疾病恢复的因素。

(4)对于病情严重者,可将其送到医院进一步诊治。

249. 什么是急性应激障碍

急性应激障碍,也叫急性应激反应。发病的直接原因是剧烈的、异乎寻常的精神刺激,患者在受刺激后立即(1小时内)发病,表现为强烈恐惧体验的精神运动性兴奋,行为有一定的盲目性;或为精神运动性抑制,甚至木僵。多数患者发病时间与精神刺激有关,症状与精神刺激的内容有关,其病程与预后也与消除精神因素的早晚有关。急性应激障碍可发生在各年龄期,多见于青壮年,男女发病率无明显差异。

250. 急性应激障碍的应激源有哪些

应激源对个体来讲,是难以承受的创伤性体验或对生命安全具有严重的威胁性,可以是势不可挡的创伤体验,包括对个体本身或其所爱之人安全或躯体完整性的严重威胁,如重大自然灾害(特大山洪暴发、海啸、大型火灾和地震等)、战争场面和严重交通事故等;也可以是个体社会地位或社会关系网络发生急骤的威胁性改变,如亲人死亡、被强奸、未婚有孕被遗弃、工作严重受挫、经济破产、长期与外界隔绝、家庭突发不和等。如同时存在躯体状况衰竭或器质性因素(如老年人)时,其危险性随之增加。

 251. 急性应激障碍是不是抑郁症

急性应激障碍不是抑郁症。急性应激障碍患者可以出现精神运动性抑制,表现为目光呆滞、思维迟缓、不言不语、情感迟钝、活动减少等症状,但多历时短暂,持续几分钟或数小时,很少超过1周,可恢复正常或转入意识障碍,有的可转为精神运动性兴奋。而抑郁发作也可以在应激事件后出现,其主要临床表现为严重的抑郁情绪,开始与应激源相关,但随着疾病的发展,抑郁的严重程度超出应激事件本身,且抑郁症还存在晨轻暮重、明显的消极悲观等特征性症状,病程一般较长,常循环发作。急性应激障碍则无这些特征。

 252. 急性创伤性应激障碍主要有哪些表现

临床表现的初期为"茫然"阶段,以茫然、注意狭窄、意识清晰度下降、定向困难、不能理会外界的刺激为特点;随后,患者可以出现变化多端、形式丰富的症状,包括对周围环境的茫然、激越、愤怒、恐惧性焦虑、抑郁、绝望等,还可能有自主神经系统亢奋症状,如心动过速、震颤、出汗、面色潮红等。有时,患者不能回忆应激性事件。这些症状往往在24~48小时后开始减轻,一般持续时间不超过3天。如果症状存在时间超过4周,考虑诊断为"创伤后应激障碍"。

急性应激障碍还有一种临床亚型,称为"急性应激性精神病",是指由严重精神创伤、持久心理社会因素直接引起的精神病性障碍。起病急,多伴有不同程度的意识障碍,临床以妄想或严重情感障碍为主,症状内容与应激源密切相关,但不离奇、荒谬,较易被人理解。历时短暂,病程一般不超过1个月,经治疗预后良好。

 253. 急性应激障碍的治疗原则及方法是什么

急性应激障碍的治疗因患者和创伤性事件的不同而有所不同,其治疗原则为及时、就近、简洁和紧扣主题,以使患者尽快脱离创伤情景,摆脱急性应激障碍状态,恢复心理和生理的健康。治疗以心理-环境治疗为主,必要时可辅以小剂量精神药物治疗。

(1)心理治疗　本病由强烈的应激性生活事件引起,因此心理治疗就有重要意义。多从解释性和支持性心理治疗、认知疗法、环境调整及生活指导这几个方面进行。

(2)支持性治疗　对处于精神运动性抑制状态患者,若摄入不能主动进食,要给予输液、补充营养,维持水电解质平衡,保证每天的热量摄入和其他支持疗法及照顾。

(3)药物治疗　这是对症治疗在急性期时必须采用的措施之一,特别是对那些表现激越兴奋的患者,更应该使用。因为应用适当的精神药物后,使患者症状较快地缓解,可以改善接触,便于进行心理治疗,同时可以保证患者良好睡眠,减轻焦虑、烦躁不安。对精神运动性兴奋、严重抑郁的患者可酌情选用抗精神病药或抗抑郁药。

(4)其他治疗　对于有严重自杀企图或兴奋躁动者,可做电痉挛治疗。

254. 普通人如何预防天灾人祸带来的伤害

作为普通人,一生有可能会遭遇各种不如意,包括人力不可控的天灾人祸。天灾人祸不可预测,亦是无法逃避的,但我们可以从改变自己做起。平日里注重培养健康的心理,提高自我保护意识和处理应激事件的应对能力。一旦应激出现,人们可根据自身的具体情况,根据有关方面的合理安排,尽快脱离发病环境,重视社会及家庭支持系统,以利于自身尽快康复。这对预防灾后心理伤害有良好作用。

255. "正念"是什么,对于应激障碍的治疗效果如何

"正念"最初来自佛教的八正道,是佛教的一种修行方式,它强调有意识、不带评判地觉察当下。是佛教禅修主要的方法之一。西方的心理学家和医学家将正念的概念和方法从佛教中提炼出来,剥离其宗教成分,发展出了多种以正念为基础的心理疗法。正念是以一种特定

的方式来觉察,即有意识地觉察、活在当下及不做判断。

正念疗法是对以正念为核心的各种心理疗法的统称,目前较为成熟的正念疗法包括正念减压疗法、正念认知疗法、辨证行为疗法和接纳与承诺疗法。正念疗法被广泛应用于治疗和缓解焦虑、抑郁、强迫、冲动等情绪心理问题,在人格障碍、成瘾、饮食障碍、人际沟通、冲动控制等方面的治疗中也有大量应用。以正念为核心的心理疗法是目前美国最为流行的,其疗效获得了从神经科学到临床心理方面的大量科学实证支持。有研究显示,正念减压治疗能够更显著地减弱创伤后应激障碍的严重程度。

256. 急性应激障碍需要药物治疗吗

急性应激障碍的治疗主要以心理-环境治疗为主,必要时可辅以药物治疗。在急性期应用适当的精神药物,使患者症状较快地缓解,可以改善接触,便于进行心理治疗,同时可以保证患者有良好睡眠,减轻焦虑、烦躁不安。特别是对那些焦虑恐惧、烦躁不安的患者,可予以小剂量抗焦虑药物治疗;对精神运动性兴奋或严重抑郁的患者可酌情选用抗精神病药或抗抑郁药治疗。选用何种药物应依据病情灵活掌握,病情恢复后不宜长期维持治疗。

257. 急性应激障碍常用的心理治疗有哪些

急性应激障碍的治疗主要以心理-环境治疗为主。因为本病是由强烈的应激性生活事件引起,因此心理治疗就有重要意义。常用的心理治疗包括:

(1)解释性和支持性心理治疗 在患者可接触的情况下,与其建立良好的医患关系,相互信赖使之产生共鸣;与患者耐心交谈治疗内容,与患者分析发病的经过,鼓励患者表达和宣泄情绪,避免回避和否认而进一步加重损害,尽量减少可能存在的消极评价。关键是教会患者正确面对应激事件和学习有效的应对技能。在消除患者疑虑的同时给患者最好的社会支持,调动患者的主观能动性,帮助其摆脱困境,树立战胜疾病的信念,促进其康复。帮助其重新恢复正常的社会生活,对其在生活或工作中的某些实际问题也应设法予以解决。

(2)认知疗法 有人格缺陷者可予以认知疗法。旨在帮助患者学会积极的思维和行为模式,提高患者的认知能力,对患者认识自身的性格弱点和改变不良行为模式有所帮助。

(3)环境调整及生活指导 当患者处于发病的创伤环境中,为了减轻或消除引起发病的不良应激处境刺激的作用,应尽可能脱离或调整当时诱发疾病的环境,以便消除患者的创伤性体验,加快症状缓解,对整个治疗有积极作用。环境治疗还有另一层含义,包括对患者康复后生活和工作方面的帮助指导,重新安排、调整好患者的生活。必要时帮助患者重新调换工作岗位,改善人际关系,建立新的生活规律,培养生活的乐趣,重视社会及家庭支持系统以利于患者尽快康复。

258. 什么是创伤后应激障碍

创伤后应激障碍(PTSD)是指个体经历、目睹或遭遇到一个或多个涉及自身或他人的实际死亡,或受到死亡的威胁,或严重的受伤,或躯体完整性受到威胁后所导致的个体延迟出现和持续存在的精神障碍。PTSD 的发病率报道不一,女性比男性更易发展为 PTSD。

259. 什么是创伤性事件

导致创伤后应激障碍(PTSD)的事件为创伤性事件。其往往具有异常惊恐或灾难的性质。这类事件包括战争、地震、严重灾害、严重事故、被强暴、受酷刑、被抢劫等。几乎所有经历过这类事件的人都会感到巨大的痛苦,常引起个体极度恐惧、害怕、无助感。

260. 如何发现亲友"受到创伤",该如何应对

许多经历创伤性事件的个体,恢复正常生活所需时间不长,但一些人却会因应激反应而无法恢复为平常的自己,甚至会随着时间推移而更加糟糕,这些个体可能会发展成创伤后应激障碍患者。当我们发

现亲友在经历巨大打击之后,迟迟不能恢复正常工作生活时,需主动关心,给予安全感,鼓励其宣泄情绪;给予其爱和温暖,询问是否存在经常做噩梦和头脑中不时记忆闪回,并有睡眠困难,感觉与人分离和疏远等症状,若这些症状足够严重,并持续时间够久,将会显著地损害个人的日常生活。此时,一定建议患者前往专业的精神心理机构就诊,寻求必要的心理干预及药物治疗,帮助患者尽早摆脱痛苦,恢复正常生活。

261. 同样是经历了创伤性事件,但为什么只有一小部分人最终成为 PTSD

生活中常常可以发现,同时经历了创伤性事件,有些人能很快走出痛苦,恢复正常生活,而有一部分人在遭受创伤后却很难走出困境,最终发展为创伤后应激障碍(PTSD)。以下几点是和 PTSD 发生相关的因素。

(1) 创伤前因素 ①遗传因素:研究表明,PTSD 患者家族史中精神疾病发病率是经历同样事件未发病者的 3 倍,所患精神疾病以焦虑症、抑郁症、重性精神病和反社会行为为主。②家庭及社会因素:良好的家庭和社会支持(精神和经济上的)是免于发展成 PTSD 的保护因素,而在相对隔绝并受歧视、虐待的社会环境中的儿童以及成人均易感 PTSD。③病前精神状况:病前某些人格障碍如依赖型人格障碍、边缘型人格障碍以及反社会型人格障碍,病前患有焦虑谱系障碍的人对 PTSD 高度易感。创伤受害者的智商越低,罹患 PTSD 的风险越高。

(2) 创伤因素 一般而言,创伤事件强度与受害者的应激反应没有联系或只有弱的联系,但创伤事件强度很大的时候如参加肉搏战,大多数受害者无论有无病前易感因素,均可患 PTSD。

(3) 创伤后因素 在创伤后,受害者如能找到适宜的应对方法或获得相应的有效支持则可避免发生 PTSD,而使受害群体的 PTSD 发病率降低。相反,即使是相对较轻微的创伤,如不能得到相应的家庭和社会支持,受害者则易患 PTSD。早期治疗干预有助于降低受害者

PTSD 发生率或减轻其症状。

262. 为什么退伍军人更易发生 PTSD

创伤后应激障碍（PTSD）又叫延迟性心因性反应，是指对创伤等严重应激因素的一种异常的精神反应。它是一种延迟性、持续性的心身疾病，是由于受到异乎寻常的威胁性、灾难性心理创伤，导致延迟出现和长期持续的心理障碍。简而言之，PTSD 是一种创伤后心理失衡状态。当交战双方进入激烈战斗中时，由于遭受炮击轰炸甚至白刃战的恐惧体验，部分战斗中的士兵可发生精神障碍，导致发病。有研究指出，战争所致 PTSD 可持续 50 年，并且共病抑郁的患者自杀危险性也大大增加。

263. PTSD 主要的临床表现是什么

创伤后应激障碍（PTSD）临床表现多样，除了创伤再体验、情感麻木与回避、高警觉这三组核心症状外还伴随其他系统症状。

（1）创伤事件再体验　某些与创伤相关的事件，甚至一些无关的强刺激（如噪音等）均可诱发患者困惑不安、惊恐发作、难以控制的创伤回忆、梦魇，甚至突然行为障碍、幻觉重现。

（2）情感麻木与回避行为　回避任何可引发创伤联想的刺激，无法回忆创伤时的某些重要方面，拒绝或害怕接触某些场合或触发物，如某些影视节目、新闻报道、与创伤相似的环境等。生活情趣减退，情感麻木或表达障碍，环境适应能力减退。

（3）警觉过强所致易激惹症状　患者警觉水平明显增高，情绪激动、脾气急躁、易受惊吓、睡眠节律改变、早醒、人际关系不良，严重者还可影响患者基本的社交、工作及生活能力。

264. PTSD 对人体有哪些危害

创伤后应激障碍（PTSD）除了会对患者造成巨大的精神痛苦，使患者遭受创伤性经历不断闪回，导致回避行为及警觉性增高外，还可对患者造成以下影响：

（1）思维、认知改变　PTSD患者可伴发思维改变、学习记忆能力减退、注意障碍等多种认知受损表现。

（2）共患其他精神疾病　PTSD患者亦常并发情感性精神障碍（如重度抑郁症、躁狂症）、焦虑性神经症（如广泛性焦虑症、惊恐发作、恐怖症）、药物滥用等其他类型的精神疾患。应注意鉴别，以免延误PTSD的诊治。

（3）躯体症状　PTSD患者可伴发多种躯体症状，如睡眠障碍、疲劳、体重减轻、胸闷胸痛、心慌气急、高血压、头痛、颈部或腰背酸痛、恶心、腹胀等。

265. PTSD的治疗方法有哪些

治疗PTSD的方法有心理疗法和药物疗法。通常认为采取综合疗法效果最好，而认知行为疗法的疗效优于药物疗法。

心理疗法包括易怒控制训练、眼动脱敏重建（EMDR）、催眠、满灌疗法、音乐疗法、系统脱敏、超觉静坐等。运用心理疗法时要注意是，无论是哪种认知-行为训练，都会使患者重新体验创伤事件，如果把握不好，可能会加重患者的痛苦，加重症状。另外，即使是经过良好训练的治疗师，在接触患者的过程中都有可能成为PTSD的继发受害者。

药物疗法是治疗PTSD的辅助疗法。采取药物疗法需遵循以下原则：一是控制症状，使心理疗法可以顺利进行；二是改善可能是PTSD的生物学基础的各种生理病理异常。常应用的药物有抗抑郁药、抗焦虑药、抗精神病药。

266. PTSD易与哪些疾病混淆

（1）抑郁症　此症有兴趣下降、与他人疏远隔离、感到前途渺茫等表现，也有悲伤的体验，"触景生情"的类似回忆，情绪变化等表现。但两者还是有不同之处：单纯的抑郁障碍不存在与创伤性事件相关联的闯入性回忆与梦境，也没有针对特定主题或场景的回避；抑郁症的抑郁心境涉及面广，包括平时的兴趣、日常喜好、个人前途等方面。消极、自卑或自杀企图也常见。

（2）焦虑性神经症　在延迟性心因性反应有持续性警觉增高和自主神经系统症状出现时，应同慢性焦虑相鉴别。焦虑症患者往往对自身健康过分忧虑，躯体主诉较多，甚至有疑病倾向，而无明显精神创伤发病因素。

（3）强迫症　可表现出反复出现的强迫性思维，但往往表现出不适当性且病前无异乎寻常的生活事件，因此与创伤后应激障碍不同。

（4）重性精神障碍　如精神分裂症以及躯体疾病伴发的精神障碍都可出现幻觉、错觉，但这些疾病患病前并无异乎寻常的创伤性体验，且伴随症状各不相同，故不难与创伤后应激障碍偶发的幻觉、错觉相鉴别。

267. PTSD 能治愈吗

创伤后应激障碍（PTSD）患者从遭受创伤到出现精神症状有一个潜伏期，一般从几周到数月不等（很少超过 6 个月）。病程有波动。大多数患者可恢复，少数患者表现为多年不愈的慢性病程，或转变为持久的人格改变。少数患者可有神经症病史等附加因素，从而降低了对应激源的应对能力或加重了疾病的发病过程。

268. PTSD 患者会自杀吗

创伤后应激障碍（PTSD）患者存在高自杀危险性。PTSD 患者的自杀危险性高达 19%，远远高于普通人群。这是因为 PTSD 患者不但具有自身的独特的症状学特征，还常常伴有不同程度的焦虑、抑郁情绪，某些患者的严重程度甚至达到合并诊断情绪障碍的标准，包括抑郁症、焦虑症等。此外，由于警觉水平的提高，PTSD 患者对自身躯体健康状况的关注加强，并伴发严重的睡眠障碍。同时，长期的精神紧张和失眠也会加重机体的生理负荷，增加诸如高血压、冠心病、消化性溃疡、肿瘤和其他心身疾病的发病风险。这些躯体因素与心理因素相互作用的结果,往往会进一步降低PTSD患者对心理创伤和社会生活压力的应对能力,加深他们的主观绝望感,从而提高他们的自杀风险。

269. 重大灾难性应激事件后会发生哪些心理创伤呢

发生重大灾难性应激事件后,一般说来,患者往往会出现恐惧、焦虑、抑郁等情绪反应,严重者会发生两种应激障碍:急性应激障碍(ASD)和创伤后应激障碍(PTSD)。

(1)ASD在受刺激后数分钟至数小时发病,主要临床表现为意识障碍,如强烈恐惧体验的精神运动性兴奋,行为有一定的盲目性,或者为精神运动性抑制,甚至木僵。本障碍常可伴惊恐性焦虑的自主神经系统症状,如心动过速、出汗、脸面潮红、呼吸急促等。典型的急性应激障碍可出现表情呆滞,处于茫然状态,继而不动不语,呆若木鸡,对外界刺激无相应反应,呈木僵状态,称心因性木僵。历时数分钟或数小时恢复正常,或进入意识蒙胧状态。

ASD一般在异乎寻常的应激源的刺激下几分钟内出现,并在2~3天内(常可在几小时内)缓解。如果应激性环境消除,症状迅速缓解;如果应激源持续存在或具不可逆转性,症状一般在2~3天后开始减轻,通常在1周内缓解,预后良好。

(2)PTSD在遭受创伤后数日甚至数月后才出现,病程可长达多年,多数是由于强烈或持久的精神刺激未得到有效及时的消除,当精神刺激因素达到一定的强度,超过个人的感受阈值、耐受阈值,即可造成强烈的情感冲击,使个人失去自控能力,产生一系列精神症状。

PTSD不仅发生在幸存者和死伤者亲属身上,也可能发生在参与救援的相关人员身上。因为他们在参与救援的过程中,精神高度紧张,非常疲惫,面对灾难场面对于他们而言也是一个强烈的精神刺激,尤其是在不断看到死亡,或者参与者及其亲属以前有类似的经历,则精神刺激更大。

270. 如何应对重大应激事件的危机干预

（1）立即性处理　①在救难现场，军警人员、义工及第一线紧急医疗人员，及时介入处理最佳。让幸存者在有限的时间与空间下，宣泄其害怕、生气、哀恸等情绪，相关专业人员给予其情绪支持与鼓励宣泄情绪，避免"节哀顺变，还能重来"等说辞，以免阻断情绪宣泄途径。可能须让幸存者反复多谈几次。②可通过医师处方，用低剂量镇静安眠药，来处理严重的焦虑或反复的失眠。注意药物卫生教育，避免药物滥用。

（2）后续处理　①安排心理咨询或心理治疗。仍鼓励幸存者多谈，处理其不当的自我责备与存活者的罪恶感（家人死亡，我却存活）。此时，幸存者多会产生对生存意义的质疑及对死生之迷惘，或有自杀意念，须以认真陪伴与倾听的态度，助其走过哀伤。可运用个别或团体心理治疗模式来处理。②在精神科医师持续协助下，使用抗郁剂/抗焦虑剂治疗。此时须注意幸存者滥用酒精或镇静安眠药来自我处理情绪。③如果犯罪事件受害的当事人急需要一个安全的环境，那么，安排规律的生活步调（如运动等）有助于其早日恢复。

271. 什么是适应障碍，有哪些表现

适应障碍是因长期存在应激源或困难处境，加上患者的人格缺陷产生烦恼、抑郁等情感障碍，以及适应不良行为（如退缩不注意卫生、生活无规律等）和生理功能障碍（如睡眠不好、食欲缺乏等）并使社会功能受损的一种慢性心因性障碍。适应障碍的发生是心理、社会应激因素与个体素质共同作用的结果，起病通常在应激性事件或生活改变发生后1个月之内。除长期的抑郁性反应外，在应激源和困难处境消除后，症状持续时间一般不超过6个月。

患者的临床症状变化较大，主要表现以情绪和行为异常为主。患者在临床上可有占优势的综合征，也可以混合综合征出现。

（1）焦虑心境的适应障碍以神经过敏、心烦心悸、激越等为主要症

状。主要表现为紧张不安、担心害怕、神经过敏、颤抖可伴有心悸、窒息或喘大气后感觉舒服一点、坐立不安、出汗等。

(2)抑郁心境的适应障碍为成年人较常见,主要表现为心境不良,对生活丧失兴趣,自责、绝望、哭泣、沮丧,严重时可有自杀行为,但比重度抑郁轻。常伴有睡眠障碍、食欲减退、体重减轻。

(3)品行异常的适应障碍多见于青少年,主要表现为对他人权利的侵犯或对社会准则和规章的暴力行为。品行异常的表现有不履行法律责任,违反社会公德,如逃学、旷工、打架、斗殴、毁坏公物、粗暴、对人无礼貌、不遵守交通规则、偷窃、离家出走、过早的性行为和饮酒过量等。

(4)情绪和品行混合的适应障碍既有情绪异常也有品行障碍的表现,对这类患者的诊断要谨慎。

(5)混合型情绪表现的适应障碍表现为抑郁和焦虑心境及其他情绪异常的混合综合症状,从症状的严重程度来看,比重度抑郁和焦虑症轻。如有些青年入伍或求学从家中离开父母后出现抑郁、矛盾、发怒和明显依赖表现。

(6)未分型的适应障碍是不典型的适应障碍,表现为社会退缩而不伴有焦虑或抑郁心境。①躯体性主诉的适应障碍:主要表现为有躯体主诉,如疲乏、头痛、背痛、食欲缺乏、慢性腹泻或其他躯体不适等,患者既不找医生诊断也不顺从治疗;体格检查无相应阳性体征,其他检查均正常。②工作抑制的适应障碍:主要表现为突然难以胜任日常工作和学习,工作效率下降、学习成绩不佳、工作学习能力减弱,严重时不能进行日常工作,甚至不能学习或阅读资料,也称为能力减弱型。③退缩型的适应障碍:表现为孤独离群、不参加社会活动、不注意个人卫生、生活无规律,在儿童表现为尿床、幼稚语言或吮拇指等形式。患者一般无焦虑、抑郁情绪,也无恐怖症状。

272. 急性应激障碍、适应障碍和创伤后应激障碍如何鉴别

有的患者在遭受重大创伤性事件后虽有明显的精神症状和强烈的精神痛苦,但不完全符合创伤后应激障碍的诊断标准;也有的患者从症状、病程及严重程度方面都符合创伤后应激障碍的相应标准,但诱发事件属于一般应激性事件,如失恋、被解雇等。上述两种情况均不应诊断为创伤后应激障碍,而应考虑为适应障碍。

急性应激障碍与创伤后应激障碍的主要区别在于起病时间和病程:急性应激障碍起病在事件发生4周内,病程短于4周。症状持续超过4周时,应将诊断改为创伤后应激障碍。

273. 治疗精神障碍的药物如何分类

在精神科,我们常常把治疗精神障碍的药物分为抗精神病药、抗抑郁药、心境稳定剂、抗焦虑药、镇静催眠药、抗痴呆药、治疗注意缺陷障碍药、益智健脑药等。由于这些药物都是通过作用于中枢神经系统来影响人的精神活动,所以也常常把这类药物叫作精神药物。

274. 精神疾病的药物治疗是从何时开始的

20世纪50年代以前,精神疾病缺乏有效的药物治疗,对于冲动、兴奋等有暴力行为的患者多使用电休克治疗、胰岛素低血糖疗法,曾经,鸦片、吗啡、可卡因、可待因、洋地黄、水合氯醛、溴化剂都被试用于治疗精神疾病。除了电休克疗法目前仍在精神科使用外,其他的药物最终均被证明治疗精神疾病无效。因为缺乏有效的药物治疗,一些患者终生被关在精神病院,与世隔绝。在英国女作家夏洛蒂勃朗特创作的长篇小说《简·爱》中,男主人公罗切斯特的妻子就是一个极具破坏力、成天吼叫的疯子,她一直被关在桑菲尔德的宅子里,被人看守着。时至今日,我们仍然可以在一些西方电影中看到过去精神病患者的悲惨境地。

1933年,法国罗那普朗克制药公司开始寻求研发一种新的抗组胺药;1947年,合成了异丙嗪,这是吩噻嗪的派生物。与以往的药物相比,异丙嗪具有更显著的镇静和抗组胺作用。1年后,法国外科医生Pierre Huguenard在外科手术中使用哌替啶和异丙嗪诱导患者放松和镇静。另一位外科医生Henri Laborit认为这种混合物通过引起"人工冬眠",稳定了中枢神经系统,他把这种状态称为"没有麻醉的镇静作用"。他建议罗那普朗克制药公司研发一种更好的具有稳定作用的化合物。

1950年12月,化学家Paul Charpentier研发出一系列化合物,其中包括氯丙嗪。Simone Courvoisier做了行为学试验,发现氯丙嗪在小鼠中对厌恶刺激无反应。1951年4~8月,氯丙嗪被分发给了内科医生用于试验。Laborit在巴黎的一家部队医院试用,通过静脉注射50~100mg的剂量作为外科患者的麻醉增效剂,患者事后恢复良好。事实证明,氯丙嗪在当时具有最好的镇静、减少抽搐发作的作用。他同时留意到了氯丙嗪降低体温的作用,并认为通过减少抽搐会使人体更好地耐受大手术,这是当时一个传统的观念。随后,Laborit考虑氯丙嗪是否可用于治疗严重烧伤、雷诺综合征或精神障碍。1951年11月,在Villejuif精神病院,他和Montassutt静脉注射给药于担任志愿者的精神科医生Cornelia Quarti。Quarti注意到氯丙嗪不引起冲动,但因为在他起身上厕所时晕倒了(氯丙嗪可引起体位性低血压),进一步的测试暂时停止了。尽管如此,1952年早期,Laborit仍在继续争取氯丙嗪在治疗精神疾病方面的研究。尽管起初精神科医生都不情愿使用此药,但在1952年1月9日,当氯丙嗪与哌替啶、硫喷妥钠和ECT一起使用时,一位24岁的躁狂患者效果显著,经过3周总量为855mg的药物治疗,患者出院了。Pierre Deniker听说了Laborit的研究后,将氯丙嗪用于他所就职的圣安娜医院的临床试验。1952年他与医院的院长Jean Delay教授一起发表了他们的第一个临床研究结果,在此研究中,他们用每日静脉注射氯丙嗪而不使用镇静剂的方法治疗了38位精神病患者,氯丙嗪的疗效极为显著,其疗效超越了简单的镇静作用,患者的思维和情感行为有了改善。同时他们发现,使用的剂量高于 Laborit 最早使用的剂量,每日需用药 75～100mg。Deniker 随后到美国访问,他们的研究论文震惊了美国同行,这种新的治疗方法是一种真正意义上的突破。蒙特利尔市凡尔登新教医院的 Heinz Lehmann 给 70 位患者使用了氯丙嗪,证实了氯丙嗪显著的疗效,缓解了患者多年持续的精神症状。

到了 1954 年,氯丙嗪在美国被用于治疗精神分裂症、躁狂症、精神运动性兴奋以及其他精神障碍。1955 年,氯丙嗪在美国又被批准用于治疗呕吐。氯丙嗪的问世堪比青霉素治疗感染性疾病,它使常年被关在精神病院的患者得以出院。氯丙嗪的问世标志着精神药理学研究的开始,此后,许多与它结构类似的抗精神病药物相继上市,得益于对氯丙嗪结构的改造。抗抑郁药也横空出世。

氯丙嗪在当时极大限度地取代了电抽搐治疗、水疗、精神外科治疗和胰岛素休克疗法。到了 1964 年,在全球范围已有 5000 万患者使用氯丙嗪,自其问世的 50 年来一直被广泛使用,它是治疗精神分裂症的标准对照药。氯丙嗪虽不完美,但它的问世为人类治疗精神疾病开创了新的篇章。

275. 抗抑郁药是如何研发出来的

20 世纪 50 年代以前,鸦片和安非他明被普遍用于治疗抑郁症。但因为成瘾性和副作用,其使用受到了严格的限制。圣约翰草提取物曾经被用作神经兴奋药用以减轻抑郁症。1951 年,在美国长岛海景医院工作的 Irving Selikoff 和 Edward Robitzek 开始了抗结核病新药异烟肼和异丙肼的临床研究。起初试验仅仅在预后差的患者中进行,然而患者的病情改善显著,Selikoff 和 Robitzek 注意到药物微妙的兴奋作用,使患者重新焕发了活力。这意外的收获使海景医院治愈结核病的研究成为主流媒体报道的焦点。

1952 年,得知异烟肼具有兴奋的副作用后,辛辛那提的精神科医生 Max Lurie 将其试用于他的患者。在随后的 1 年中,他和 Harry Salzer 报道了异烟肼可以改善 2/3 患者的抑郁,并且创造了"抗抑郁药"这个词汇以描述它的作用。同样的事情也发生在巴黎,圣安娜医院的精神科主任 Jean Delay 和住院医生 Jean Francosis Buisson 也报道了异烟肼对抑郁患者有疗效。异烟肼的抗抑郁机制目前仍不清楚,可能与它抑制二胺氧化酶有关。此外,它还是一个弱的单胺氧化酶 A 抑制剂。Selikoff 和 Robitzek 同时还对另一个抗结核病药异丙肼进行了实验,异丙肼显示出更为强大的精神兴奋作用。Ernst Zeller 发现,异丙肼是一个强的单胺氧化酶抑制剂。异丙肼曾经一度在医学和时尚杂志上被称为"精神兴奋剂"。罗氏公司极力将异丙肼推向市场,异丙肼的销量不断增加,直到 1961 年由于其致命的肝毒性被召回。

氯丙嗪问世后,为了提高氯丙嗪的疗效,瑞士精神科医师库恩和瑞士嘉基制药公司合作研发了化合物"G22355",后来该化合物被命名为丙咪嗪。丙咪嗪最初不是用来治疗抑郁症的,然而临床研究意外地发现丙咪嗪有诱发躁狂的倾向。1955 年丙咪嗪首次进行了临床试验,1957 年库恩报道了丙咪嗪的抗抑郁疗效。丙咪嗪对于精神运动性迟滞的抑郁患者有很好的疗效。库恩把这种新的化合物称为"神经松弛剂"。嘉基制药公司后来更名为汽巴－嘉基公司,也就是现在大名鼎鼎的诺华制药公司的前身。

丙咪嗪是第一个上市的三环类抗抑郁药,此后,其他三环类抗抑郁药相继上市。三环类抗抑郁药在临床除了用于治疗抑郁症之外,还用于治疗恶劣心境、焦虑障碍、强迫障碍、惊恐障碍等多种精神疾病。在新型抗抑郁药问世之前,三环类抗抑郁药一直是临床治疗抑郁症的首选药物。

 276. 精神药物和精神药品是一回事吗

大多数精神疾病患者经过一段时间的药物治疗后,病情都会得到控制。然而许多患者和家属都认为治疗精神疾病的药物都有成瘾性,吃药时间长就上瘾了,一辈子都不能停药了。因为对精神药物的概念一知半解,患者往往自行停药,常常导致疾病复发。

治疗精神疾病的药物是否具有成瘾性,首先要搞明白精神药物和精神药品的概念。广义地说,作用于中枢神经系统的药物都是精神药物。精神科常用的治疗精神障碍的药物包括抗精神病药、抗抑郁药、心境稳定剂、抗焦虑药、镇静催眠药、治疗老年痴呆药、治疗儿童多动症药和益智健脑药等,这些均是精神药物。而精神药品是指直接作用于中枢神经系统,使之兴奋或抑制,连续使用能产生精神依赖性的药品。依据对人体产生依赖性和危害人体健康的程度,将精神药品分为第一类精神药品和第二类精神药品。第一类精神药品如果使用不当,对人体造成危害的程度要大于第二类精神药品。因此,国家有严格的法规管理精神药品的生产、销售和使用。这两个概念的重要区别就在于成瘾性上。

那么,精神科常用的精神药物中哪些是精神药品呢?换言之,哪些药物具有成瘾性呢?治疗失眠的药物如唑吡坦、扎来普隆、佐匹克隆、右佐匹克隆都是精神药品。这些药连续使用最好不要超过1个月。尽管这些药与苯二氮䓬类镇静催眠药相比,成瘾性较小,但长期使用也会成瘾。笔者曾遇到一位患者,几年前因为失眠到药店去买药,店员向其推荐了佐匹克隆,她服用后效果很好,就经常一次购买多盒。不到3年,原本晚上吃1片就可以睡着,到医院就诊时,她需要服用6片才可以睡着。期间她也试着减少药量,但少吃一片都睡不着,非常痛苦。由此可见,精神药品一旦成瘾,撤药非常困难,患者在撤药过程中会出现焦虑不安、失眠加重等症状。佐匹克隆的成瘾性被报道后,国家食品药品监督管理总局在2012年把它划归为二类精神药品,现在只有在医疗机构凭医师的处方才可以购买和使用,就避免了更多的患者因为使用不当而成瘾。

在精神科临床使用广泛的苯二氮䓬类药物全是精神药品,这类药的药名结尾一般是"西泮"或"唑仑",常用的有地西泮、氯硝西泮、硝西泮、劳拉西泮、奥沙西泮、阿普唑仑、艾司唑仑、三唑仑、咪达唑仑等。这类药临床用途广泛,不但可以镇静催眠、抗焦虑,有些药物还可以治疗惊恐发作、癫痫持续状态、酒精戒断综合征等。这类药在病情稳定后应逐渐停药,避免因长期使用而成瘾。

精神科常用的抗精神病药、抗抑郁药、心境稳定剂等药物都没有成瘾性,可以长期服用。精神分裂症的首发患者往往需要坚持服用抗精神病药 2～3 年。有研究资料表明,停药 1 年,复发的概率高达 80%。擅自停药是分裂症患者病情复发的主要原因。患者擅自停药,除了自身对药物治疗的必要性认识不足,还有一个原因就是用药后出现的药品不良反应使患者感到不适。在精神药物治疗过程中如果出现药品不良反应,患者应该及时就诊,医师会根据患者情况调整药物剂量或换用其他药物,切忌自行停药。经过规范的精神药物治疗,大多数精神疾病患者的病情都可得到有效的控制,尤其对重性精神病患者来说,坚持药物治疗是预防复发最有力的武器。

277. 什么是抗精神病药

抗精神病药是一类用于治疗精神病(包括妄想、幻觉、偏执、思维紊乱)的药物,主要用于治疗精神分裂症和双相障碍。这类药日益广泛地应用于非精神病性障碍的治疗中。抗精神病药可在短期内减轻精神病性症状。

278. 抗精神病药如何分类

20 世纪 90 年代之前,抗精神病药是根据化学结构进行分类的。第一个问世的氯丙嗪在结构上属于吩噻嗪类药物,随后研发的奋乃静、三氟拉嗪等也是吩噻嗪类药物,氟哌啶醇是丁酰苯类药物,氯普噻吨是硫杂蒽类药物,舒必利属于苯甲酰胺类药物。利培酮问世之后,抗精神病药被分成了两大类,人们把以氯丙嗪为代表的第一代抗精神病药称为典型抗精神病药,也叫作传统抗精神病药,这类药主要阻断多巴胺受体;将以利培酮为代表的第二代抗精神病药称为非典型抗精神病药,也叫作新型抗精神病药,这类药物除了阻断多巴胺受体外,对 5-羟色胺也有阻断作用。临床上也把这类药物称为多巴胺-5-羟色胺系统平衡拮抗剂。非典型抗精神病药在临床应用广泛,这类药物有氯氮平、利培酮、奥氮平、齐拉西酮、喹硫平、帕立哌酮、阿立哌唑、布南色林等。

279. 两大类抗精神病药有何不同

第一代抗精神病药通过阻断中枢的多巴胺 D_2 受体，发挥抗精神病作用。因为同时阻断中枢系统的多条多巴胺通路，因而在显示抗精神病疗效的同时，不可避免地产生相关的药物不良反应。阻断多巴胺 D_2 受体主要的不良反应有锥体外系反应，患者会出现急性肌张力障碍、震颤、类帕金森综合征、静坐不能及迟发性运动障碍。多年来的临床实践证明，第一代抗精神病药治疗精神分裂症阳性症状安全、有效。

第二代抗精神病药因为对中脑边缘系统的作用比对纹状体系统的作用更具有选择性，这类药物引发锥体外系反应的风险较小或不明显，目前在临床上广泛使用。这类药物治疗精神分裂症的阳性症状有效，对阴性症状也有一定的疗效。部分药物对认知和情感也有一定的改善。近年来的临床应用发现，第二代抗精神病药引起的代谢综合征是影响患者用药依从性的主要因素，其中对体重影响较大的药物有氯氮平、奥氮平、喹硫平、利培酮等。

280. 抗精神病药主要治疗哪些疾病

抗精神病药在临床上不仅用于治疗精神分裂症，还可用于治疗双相障碍、分裂情感性精神障碍、谵妄和痴呆患者的行为障碍、躯体疾病伴发的精神病性症状、精神活性物质所致的精神障碍、妄想性障碍、边缘性人格障碍、儿童精神分裂症、广泛性发育障碍、Tourette 综合征与 Huntington 病的精神与行为治疗。在美国，阿立哌唑和利培酮还被批准用于治疗儿童自闭症的行为问题。

281. 什么是锥体外系不良反应

锥体外系不良反应（EPS）是第一代抗精神病药最常见的不良反

应,包括急性肌张力障碍、震颤、类帕金森综合征、静坐不能及迟发性运动障碍。EPS 的发生与药物阻断中枢多巴胺 D_2 受体有关。氟哌啶醇肌内注射是临床最常用的控制兴奋、冲动的治疗方法,一半以上的患者在注射后会出现急性肌张力障碍。第二代抗精神病药也可引起急性肌张力障碍,注射利培酮或帕立哌酮后也会出现急性肌张力障碍,但发生率要低很多。抗精神病药治疗初期出现 EPS 的患者有一半以上是静坐不能,患者会自诉自己焦虑不安,站也不好,坐也不好,表现出无法控制的激越不安、不能静坐、反复走动或原地踏步。在长期的抗精神病药治疗后还可能出现迟发性运动障碍(TD),患者表现为舌、唇、口和躯干的异常不自主的缓慢不规则运动,或舞蹈性手足徐动症样运动。令人遗憾的是,目前缺乏有效的治疗迟发性运动障碍的药物。为避免迟发性运动障碍的发生,应尽可能选用第二代抗精神病药长期治疗。

282. 患者服用奥氮平以后,为什么会发胖

小丽是一个高挑、漂亮、年仅 20 岁的女大学生,她被诊断为精神分裂症后就被收治住院,住院期间医生给她使用了一种叫作奥氮平的药物,6 周后小丽的精神症状明显好转。出院时医生嘱咐小丽要定期随访、坚持服药,以防疾病复发。刚出院时小丽还能按医生的要求坚持每天晚上服药,半年过去了,小丽发现自己变成了大胖子,体重增加了 20 多斤,非常爱美的小丽悄悄把药扔进马桶里,欺骗父母自己按时服药了。停药后不久,小丽又住院了。因为检查发现小丽的血脂高,医生给她换用了阿立哌唑。幸运的是,2 个月后小丽痊愈出院了。医生告诉小丽,停用奥氮平是疾病复发的主要原因。可小丽抱怨服用奥氮平后她越来越胖。那么,奥氮平为什么会使小丽发胖呢?

奥氮平是第二代抗精神病药中应用最为广泛的药物,但其引起的体重增加及糖脂代谢异常等代谢综合征等问题目前已成为药物治疗中需要重视的问题,这也是第二代抗精神病药常见的不良反应,在很大程度上增加了心血管疾病和糖尿病的风险,严重影响了患者用药的

依从性。一半以上的患者服用奥氮平后出现糖脂代谢异常,氯氮平、喹硫平、利培酮、氨磺必利也会影响糖脂代谢异常和体重增加。患者出现体重增加还和药物引起的过度镇静有关,服用奥氮平后会出现嗜睡和多睡等副作用,患者活动减少也是体重增加的原因之一。

283. 未婚的女性精神疾病患者为什么会分泌乳汁

18岁的娜娜患精神分裂症之前一直是某重点中学的尖子生,生病住院后医生给她服用了抗精神病药利培酮,她的精神症状很快就消失了。出院后她坚持服药,为了不影响高考,在家休息了两个月就上学了。然而最近一件令她尴尬的事情发生了,原来娜娜发现自己的内衣总是湿的,自己的乳房有乳汁分泌。夏天临近,衣服穿得越来越薄,被同学看到怎么办?同学们会不会认为前段时间自己去生孩子了?娜娜还注意到已经三个月不来月经了。娜娜再次回到医院做了检查,原来她患了高泌乳素血症。这是利培酮引起的药物不良反应。

抗精神病药可引起催乳素升高、月经紊乱、性激素水平异常,而高泌乳素血症可加重溢乳、月经紊乱及性功能改变等。抗精神病药当中的利培酮、帕立哌酮、舒必利都可引起泌乳素水平升高。抗精神病药引起的高泌乳素血症主要和药物阻断下丘脑结节漏斗节的多巴胺 D_2 受体有关。

284. 为什么精神症状消失后还不能停药

许多精神分裂症患者精神症状消失后就不愿意继续服药了,他们抱怨说服药使他们的脑子变笨了,行动不灵活了,身体发胖了,男性患者还可能出现性功能障碍。由于药物的副作用影响了日常生活,许多患者往往自行停药,殊不知这样做常常会导致疾病复发。一般来说,首发的精神分裂症患者对药物治疗的反应良好,约75%的患者经过规范治疗,可以达到临床治愈。在患者达到临床治愈的情况下,应该使用原有剂量并至少坚持治疗半年,此后患者还应进行维持治疗,以防止疾病复发。如果患者5年之内有2次以上发作,则应长期维持治疗。

近年来的临床研究表明,精神分裂症患者出院1年内复发比例高达33.5%,1年内再住院率为18.9%,其中最主要的复发原因是中断治疗或自行减药。研究表明,首次发作的精神分裂症患者,5年内的复发率超过80%,中断药物治疗者的风险是持续药物治疗者的5倍,所以坚持服药是维持病情稳定的主要措施。

285. 患了焦虑症,为什么医生开的处方是抗抑郁药

王女士最近总是感觉自己处于紧张不安、提心吊胆、恐惧、害怕、忧虑的内心体验中,有一天上班的时候,她突然胸闷、心慌、呼吸困难、大汗淋漓、全身都在发抖。她感觉自己快不行了,慌忙之中,同事们为她叫了120。到医院心内科看了急诊,医生为她做了相关的检查,检查结果也都正常。她不放心,又去多家医院做了检查,结果心脏没什么问题,心内科的医生建议她去精神心理科就诊。很快她知道自己患了焦虑症。医生给她开了帕罗西汀和劳拉西泮,她上网查了查,帕罗西汀是抗抑郁药,为什么医生会给我这个药呢?接诊的医生非常耐心地给王女士做了解释。原来抗抑郁药在临床上除了治疗抑郁障碍之外,还可以用于治疗恶劣心境、焦虑障碍、强迫障碍、进食障碍、慢性疼痛等多种精神心理疾患。王女士遵照医嘱坚持服药1个多月后,感觉原先的症状好多了。复诊时医生嘱咐她再坚持服药一段时间,防止症状复发。

286. 为什么三环类抗抑郁药不作为治疗抑郁症的首选药物

20世纪90年代中期以前,在国内,三环类和四环类抗抑郁药一直在临床广泛使用。从1958年第一个抗抑郁药丙米嗪问世之后,相继有阿米替林、多塞平、氯米帕明、马普替林、米安色林等药物在临床治疗抑郁症、焦虑症、强迫症中发挥主要作用。然而这类药物疗效虽好,但副作用较大。患者服用三环类抗抑郁药之后会出现口干、便秘、视

物模糊和排尿困难等抗胆碱能副作用,三环类药物的心脏毒性会使患者出现直立性低血压和心动过速。此外,这类药物还有镇静和体重增加等不良反应。对于有严重心血管疾病的患者不宜使用三环类药物。由于三环类药物基本都是100片包装,患者一旦整瓶吞服,抢救十分困难。鉴于三环类抗抑郁药的安全性和耐受性所限,目前已经不作为临床首选抗抑郁药使用。但由于三环类药物具有价格便宜、疗效肯定的优势,在一些经济欠发达地区,三环类抗抑郁药在治疗抑郁障碍中仍发挥着重要作用。

287. 为什么抗抑郁药没有立竿见影的效果呢

王强患了严重的抑郁症,医生给他开了抗抑郁药氟西汀胶囊,谁知刚刚吃药7天,他就不愿意继续吃药了。吃药后,他感觉恶心,一点儿胃口都没有。他经常坐立不安,晚上睡觉也不好,而且还头痛。虽然当时开药时医生交代过服用药物的初期会有药物副作用,但王强没有想到吃药后心情没有好转,反而越来越不舒服了。王强复诊时请求医生给他开一个副作用小的抗抑郁药。医生详细询问了王强吃药后的反应,让他把吃药时间调整到早饭后半个小时,并且为他开具了催眠药,告诉他如果头痛不严重,可以继续服用氟西汀,1个月后这些不适症状就会缓解,氟西汀的药物疗效才能发挥出来。正如医生所说,1个月后王强睡眠改善了,吃饭也不恶心了,尽管还头痛,但是能忍受。6周后,王强觉得自己的心情好多了,头痛也少多了,吃饭也比之前有胃口了。王强不明白为什么刚开始吃药时一点疗效都没有,媒体上说抑郁症是心灵的感冒,感冒发烧,一吃药就见效。那么抗抑郁药为什么没有立竿见影的效果呢?

科学家经过多年的研究发现,人的情绪与多种神经递质有关,其中关系最密切的是5-羟色胺、多巴胺和去甲肾上腺素,当大脑中这些神经递质之间的传递出现异常时,就可能出现情绪问题。通过药物使这些神经递质的代谢恢复正常,需要一定的时间。所以刚开始服用抗抑郁药时情绪不会马上变化,有些患者更多的是感受到躯体不适,因为药物在作用于中枢神经系统的同时,也会带来相应的不良反应,患者有可能会出现胃肠道反应、心血管副作用等。

288. 临床上哪些抗抑郁药的疗效比较好

20世纪90年代以后,研发新型抗抑郁药的脚步加快了,从美国礼来公司研发的氟西汀上市以来,已有十余个新型抗抑郁药物在我国临床广泛使用。目前临床疗效好、副作用较小的药物有选择性5－羟色胺再摄取抑制剂(SSRIs),这类药物包括氟西汀、帕罗西汀、舍曲林、西酞普兰、艾司西酞普兰、氟伏沙明。其中艾司西酞普兰是西酞普兰的右旋体,疗效好于西酞普兰,副作用少于西酞普兰,目前临床应用最为广泛。不过这类药物疗效虽好,但起效较慢,基本上3~4周患者的情绪才能逐渐好转。与SSRI类药物相比,另一类常用药物为5－羟色胺和去甲肾上腺素再摄取抑制剂(SNRI),这类药物由于同时阻断两种神经递质的再摄取,使两种神经元在突触间隙的递质浓度增加,因而起效较快。SNRI类药物有文拉法辛和度洛西汀,在国外上市的还有去甲文拉法辛和米那普仑。此外,其他作用机制的药物还有米氮平、曲唑酮、安非他酮和阿戈美拉汀。

由于抗抑郁药的有效率总体上不超过70%,因而各种作用机制的抗抑郁药在临床上都有一定的适应人群。有些难治性抑郁症患者使用一种抗抑郁药疗效不好时,可能需要合用两种不同作用机制的药物。正是因为有了不同作用机制的药物,才使抑郁患者的治疗有了更多的选择。

289. SSRI类药物有什么特点

美国礼来公司的第一个SSRI类抗抑郁药氟西汀刚一上市就达到了3亿5千万美元1年的销售额,很快在全球的销量达到26亿美元,超过了所有抗菌药物的销售额。同样,帕罗西汀、舍曲林、西酞普兰等SSRI药物也取得了不错的销售业绩。SSRI类药物是世界范围内使用最广泛的抗抑郁药。

SSRIs 在临床上不仅用于治疗抑郁障碍,还用于治疗焦虑障碍、强迫障碍、神经性暴食症、经前期紧张综合征等多种精神问题。这类药物通过平衡我们大脑中 5-羟色胺这种神经递质而发挥疗效。近年来的研究结果表明,SSRI 类药物的副作用比传统三环类药物少,临床上对于中、重度抑郁的有效率也只有 50%~70%,而患者服用安慰剂的有效率可以达到 30%。也就是说,服用药物病情好转的机会差不多是不服药的 2 倍,而轻度的抑郁有时候可以自愈。一般说来,抑郁越重,服用药物好转的概率越大。就抑郁症而言,它是一种生理、心理和外界因素共同作用所导致的疾病,多年来的临床实践表明,药物治疗合并心理治疗对抑郁症的疗效好于单独的药物或心理治疗。

SSRI 类药物通常需要 3~4 周起效,所以不要只服用了 1 周,就认为无效而停药,最好等 1 个月后再判断药物是否有疗效。药物如果有效,6~8 周就会充分显效。即使症状完全消失了,也不要马上停药,至少应坚持服药半年,如果停药太快,症状会反复。对于反复发作的抑郁,最好能坚持服药 2 年。值得注意的是,如果要停用 SSRI 类药物,一定不能突然停药,要在医生的指导下逐步减量服药,以防止出现停药症状。

290. 不同的 SSRI 类抗抑郁药疗效有差异吗

SSRI 类药物包括氟西汀、帕罗西汀、舍曲林、西酞普兰、艾司西酞普兰、氟伏沙明,总的来说,不同的 SSRI 药物间的整体疗效没有明显的差异。不过,这些药物的适应证不完全一样。除了治疗抑郁障碍,在美国,被批准用于治疗神经性贪食症的药物只有氟西汀;治疗儿童强迫症的药物有氟西汀、舍曲林和氟伏沙明;治疗广泛性焦虑障碍的药物有帕罗西汀和艾司西酞普兰;治疗经前期紧张障碍的药物有氟西汀和舍曲林;治疗社交焦虑障碍的药物有舍曲林、帕罗西汀和艾司西酞普兰;治疗惊恐障碍的药物有氟西汀、舍曲林、帕罗西汀和艾司西酞普兰;治疗强迫症的药物有氟西汀、帕罗西汀、舍曲林和艾司西酞普兰。尽管 SSRI 药物间的整体疗效没有明显的差异,但适应证却有差异,医生会根据患者的精神症状和躯体情况来选择不同的药物。

291. SSRI 类药物有副作用吗

大多数服用 SSRI 类药物的患者都会有一些轻微的副作用,对于有些患者则没有任何副作用。在服药初期,常见的副作用有胃肠道反应,患者会感到恶心甚至呕吐,个别患者还会头痛,通常这些副作用都是可以耐受的。对于一些患者,这类药物还可能引起困倦、头晕、焦虑、激越、睡眠困难、震颤等。此外,个别患者还可能出现性功能问题。如果出现的药物副作用是无法耐受的,一定要及时告诉医生并调整治疗方案。值得关注的是,2004 年美国 FDA 要求所有的抗抑郁药厂商在药品说明书上就儿童和青少年服用抗抑郁药可能引发的自杀风险给予黑框警告。尽管药物与自杀风险的关系尚不明确,但在服药期间评估自杀风险是十分重要的,尤其是在服药的初期。多数专家认为,在抗抑郁起效之前,药物的副作用和患者症状的叠加作用会使自杀风险增高。一般来说,随着药物的起效,患者的抑郁症状会减轻和好转,自杀风险也相应降低,但在治疗过程中仍有可能出现各种意外,因此,在抑郁症的整个治疗过程中都应对自杀风险进行评估。

292. SSRI 类药物会成瘾吗

SSRI 类抗抑郁药不是镇静剂,当然不会成瘾。大约有 20% 的患者会出现撤药症状,大多数患者停药都不会出现问题。抗抑郁药在停药之前需要逐渐减少药物的剂量,通常需要 1 个月的时间才能完全停药,这是因为有些人可能会因为突然停药出现头晕、焦虑、激越、睡眠紊乱、流感样症状、腹部绞痛、恶心、情绪波动或情绪低落等精神和躯体症状。出现撤药症状并不意味着对药物成瘾,如果缓慢停药,这些症状就不太可能出现。撤药症状有可能被误诊为病情复发。但撤药症状持续通常不超过 2 周,停药越缓慢,出现撤药症状的风险就越少。

在 SSRI 类药物中,因为氟西汀的活性代谢物去甲氟西汀的半衰期较长,氟西汀的撤药反应最小,而帕罗西汀的急性撤药反应比舍曲林、西酞普兰和艾司西酞普兰更常见。

293. 文拉法辛和度洛西汀的临床疗效有何不同

在临床疗效上,文拉法辛与度洛西汀相当。二者治疗抑郁症的疗效与 SSRI 相当,而且都可以用于治疗广泛性焦虑障碍。与文拉法辛相比,度洛西汀对抑郁或焦虑伴有的疼痛症状有更好的疗效。美国 FDA 已批准度洛西汀用于治疗糖尿病周围神经痛、纤维组织肌痛、慢性肌肉组织疼痛等症状,而文拉法辛则没有这些适应证。文拉法辛引起血压升高的风险高于度洛西汀,而度洛西汀引起胃肠道副作用的风险高于文拉法辛。

294. 服用抗抑郁药后出现性功能障碍怎么办

有些患者反映服用抗抑郁药之后对性生活没什么兴趣了,而且性生活也没有什么快感了。其实这是抗抑郁药常见的不良反应,在临床上,SSRI 类抗抑郁药和文拉法辛都有可能引起性功能障碍。出现性高潮障碍可以加用西地那非(万艾可),也可以加用抗焦虑药丁螺环酮或安非他酮。个别患者服用曲唑酮后会出现阴茎异常勃起,这种情况发生后,需要去泌尿科紧急治疗。

295. 什么是心境稳定剂

心境稳定剂也叫作情绪稳定剂,是指对躁狂或抑郁发作具有治疗和预防复发的作用,且不会引起躁狂或抑郁转相,或导致发作变频繁的药物。

296. 临床常用的心境稳定剂有哪些

目前临床公认的心境稳定剂有碳酸锂、丙戊酸盐、卡马西平、奥卡西平、拉莫三嗪。美国 FDA 还批准奥氮平、利培酮、喹硫平、阿立哌唑、齐拉西酮等第二代抗精神病药用于治疗双相障碍。此外,第一代抗精神病药氯丙嗪、奋乃静、氟哌啶醇等也可用于躁狂症的治疗。

297. 为什么服用碳酸锂治疗的躁狂症患者需要监测血药浓度

碳酸锂是治疗躁狂发作最常使用的药物之一，具有很好的抗躁狂作用和预防自杀效果。但由于锂盐治疗窗的血药浓度非常狭窄，因而血药浓度监测就非常重要。通常治疗血锂浓度为 0.8～1.2mmol/L，当血锂浓度上升至 1.4mmol/L 以上，就可能出现锂中毒。患者可能出现呕吐、腹泻、粗大震颤、抽动、呆滞、困倦、眩晕、构音不清和轻度意识障碍，典型中毒主要表现为不同程度的意识障碍，伴构音障碍、共济失调、反射亢进、锥体外系反应，严重时可出现昏迷、血压下降、心律失常、肺部感染、少尿或无尿，甚至死亡。当患者出现毒性反应时需要立即停用锂盐，大量给予生理盐水或高渗钠盐加速锂的排泄。有条件的还可进行人工血液透析。血锂浓度监测时取血时间应在末次服药后 12 小时，下次服药之前，以测定低谷血药浓度为标准。一般在急性期或改变剂量后，要求连续 2 次血药浓度在治疗窗内，此后可以每 3～6 个月复查一次。如果患者正在服用锂盐，一定要按照医生的要求，定期去医院复查血锂浓度。

298. 服用锂盐还应注意哪些问题

脑器质性疾病、严重躯体疾病和低钠血症患者应谨慎使用锂盐。服用锂盐的患者需注意预防体液大量丢失，如持续呕吐、腹泻、大量出汗等情况易引起锂中毒，而且服药期间不可用低盐饮食。长期服药的患者还应定期检查肾功能和甲状腺功能。锂盐维持治疗会增加甲状腺功能减退的风险，此外，超过 20% 的长期锂盐治疗患者都存在多尿现象。血锂浓度过高与长期合并药物有可能引起肾小球滤过率降低，所以在使用锂盐治疗期间，至少应每年检测一次血浆肌酐浓度，多尿症状严重或有肾衰竭的迹象时应及时减药或停药。

临床上严重急性躁狂患者，通常先将锂盐与氟哌啶醇，待急性症状控制后再单用碳酸锂维持。两药合用时应注意监测早期神经中毒症状,若出现以虚弱、昏睡、发热、意识紊乱、锥体外系症状、白细胞增多、血清酶增高、尿素氮和空腹血糖增高为主要特征的脑病综合征,应立即停药。

299. 为什么服用丙戊酸盐的患者应监测血药浓度

丙戊酸盐的目标血药浓度为 50～100μg/mL,血药浓度超过 120μg/mL 时可出现明显不良反应。为了避免蓄积中毒,有条件的患者应监测血药浓度。急性期或改变剂量后要求连续 2 次血药浓度监测都在治疗窗内,此外,剂量调整后的 3～5 天也应监测血药浓度。

300. 丙戊酸盐长期治疗有哪些不良反应

丙戊酸盐治疗初期少部分患者可能会出现腹泻、消化不良、恶心、呕吐、胃肠道痉挛等消化道症状,长期用药后这些症状会缓解或消失。部分女性患者可能会有月经周期的改变。对于有怀孕计划的女性患者,应慎用丙戊酸盐。还有极少数的患者会有短暂的脱发、便秘、嗜睡、眩晕、疲乏、头痛、共济失调、轻微震颤、异常兴奋、不安和烦躁等不良反应。此外,长期服用丙戊酸盐有可能出现胰腺炎及急性肝坏死,因而对肝功能有损害的患者,服药期间要定期检查肝功能。

301. 为什么氯氮平最好不要和卡马西平合用

氯氮平的严重不良反应为粒细胞缺乏症及继发性感染,其发生率大约是其他抗精神病药的 10 倍,当氯氮平与卡马西平合用时,可增加对骨髓的抑制作用,并可使氯氮平的血药浓度降低。如果突然停用卡马西平,有使氯氮平血浓度升高 100% 而引起神经毒性及白细胞下降的危险,故不建议两药合用。

302. 奥卡西平和卡马西平有什么不同

奥卡西平与卡马西平化学结构类似,在精神科都可以用于治疗双相障碍。对于锂盐治疗无效的躁狂发作改用卡马西平或奥卡西平可能有效,两者对抑郁和躁狂发作的预防疗效相当,且都能阻止双相障碍快速循环型发作。奥卡西平的耐受性优于卡马西平,很少出现白细胞或粒细胞减少、肝功能损害或 Steven – Johnson 综合征,不良反应相对较少。此外,卡马西平是药酶诱导剂,与多种抗精神病药合用时可以降低抗精神病药的血药浓度。由于卡马西平与许多药物之间有相互作用,故临床中应尽量避免联合使用。奥卡西平的代谢途径与卡马西平不同,与卡马西平相比,奥卡西平与其他药物之间的相互作用要少得多。总之,奥卡西平比卡马西平安全性、耐受性要好,对卡马西平不能耐受的患者可以换用奥卡西平。

303. 使用拉莫三嗪治疗时为什么要非常缓慢地增加剂量

使用拉莫三嗪、丙戊酸盐和卡马西平均可能出现严重皮疹,如表皮坏死松懈症和 Steven – Johnson 综合征,其中以拉莫三嗪更为常见。使用拉莫三嗪的患者皮疹发生率约为 9%,其机制可能和过敏反应有关。皮疹多发生在治疗的第 5 天至第 8 周之间,呈点状,为散发,无皮肤水肿,不波及眼、唇和嘴,无发热等症状,多数轻微且为一过性。典型的良性皮疹在数天内达高峰,在 10～14 天内消退。少数发展成恶性皮疹,即 Steven – Johnson 综合征,严重者可导致死亡。恶性皮疹与良性皮疹相反,其皮疹融合,波及多个系统。拉莫三嗪的起始剂量过大,加量过快,都会导致皮疹的发生率增加。如果降低拉莫三嗪的起始剂量,减慢药物滴定速度可显著减少皮疹的发生和危害。拉莫三嗪单药治疗时,前 2 周使用 25mg,第 3 周增加至 50mg,第 5 周增加至 100mg,第 6 周增加至 200mg,缓慢加药可使出现严重皮疹的概率降低至 1∶5000。此外,应尽量避免拉莫三嗪、丙戊酸盐和卡马西平之间的合并用药。

304. 为什么抑郁症患者可以变成躁狂症

双相障碍的患者,经常是以抑郁为首发症状的,而且双相障碍的患者误诊率极高,常常被当作抑郁症进行治疗。有些患者使用抗抑郁药治疗后,出现躁狂症状,这是因为患者本身就是双相障碍,抗抑郁药可以诱发躁狂发作。一旦患者出现躁狂发作,要及时停用抗抑郁药,以心境稳定剂治疗为主。已经确诊的双相抑郁患者,应使用碳酸锂、卡马西平、丙戊酸盐或拉莫三嗪等心境稳定剂单药治疗,应避免使用抗抑郁药,以免诱发转躁并使发作变频,或转为快速循环发作。如果心境稳定剂的剂量或血药浓度已经达到有效范围,无明显疗效时,可以合并使用抗抑郁药。药物应选择转躁风险小的安非他酮或SSRI类抗抑郁药,尽量避免使用三环类或文拉法辛等转躁风险大的抗抑郁药。双相抑郁的患者使用抗抑郁药单药治疗就有可能诱发躁狂。

305. 什么是抗焦虑药

抗焦虑药是治疗焦虑障碍,减轻焦虑、紧张、恐惧,稳定情绪的药物。部分抗焦虑药还兼有镇静催眠作用。

306. 临床常用的抗焦虑药有哪些

临床常用的抗焦虑药有苯二氮䓬类药物(BZDs),如地西泮、阿普唑仑、劳拉西泮、奥沙西泮等;非苯二氮䓬类的$5-HT_{1A}$受体部分激动剂,如丁螺环酮、坦度螺酮;SSRI类抗抑郁药,如氟西汀、帕罗西汀、舍曲林、艾司西酞普兰和氟伏沙明;SNRI类抗抑郁药,如文拉法辛和度洛西汀。此外,β受体阻断剂普萘洛尔和α受体激动剂可乐定也具有抗焦虑作用。

307. 苯二氮䓬类药物有哪些优点

苯二氮䓬类抗焦虑药治疗焦虑障碍时具有作用强、起效快、疗效好、副作用小、安全可靠的优点。这类药物可以加强中枢神经系统γ-氨基丁酸(GABA)的作用,GABA在苯二氮䓬受体的作用下,在中枢的各个部位起抑制作用。这类药物有抗焦虑、镇静和催眠、抗惊厥和抗癫痫、中枢性的肌肉松弛作用。在急性焦虑障碍的治疗中,发挥着非常重要的作用。

308. 为什么苯二氮䓬类药物不宜长期使用

尽管苯二氮䓬类药物在治疗焦虑障碍中发挥着非常重要的作用,但是这类药物不宜长期服用。苯二氮䓬类药物具有中枢镇静作用,患者服用苯二氮䓬类药物后,白天会产生过度镇静、嗜睡等不良反应,长期用药还会产生耐受性,需要的药量会不断增大。停药后可能出现戒断症状,患者会出现焦虑、易激惹、失眠、疲倦、肌肉抽搐或疼痛、震颤、摇摆、出汗、注意力难以集中等症状。鉴于苯二氮䓬类药物有成瘾性、耐受性和中枢不良反应,不宜长期使用。

309. 惊恐障碍该用什么药物治疗

惊恐障碍也称急性焦虑发作。患者常感到一种突如其来的惊恐体验,伴濒死感或失控感,以及严重的自主神经功能紊乱症状。患者会出现胸痛、心动过速、心跳不规则等心血管系统的症状,还会伴有呼吸困难、窒息感等呼吸系统症状,也有患者出现晕厥、全身瘫软等症状,患者常常被误诊而送至医院 ICU 进行急救。苯二氮䓬类药物(BZDs)因其快速有效及耐受性良好,常用于惊恐障碍的初始治疗。BZDs 常和抗抑郁药联合使用以快速控制焦虑症状,但一般在 4 周内逐渐减停药物。BZDs 中的劳拉西泮、奥沙西泮、阿普唑仑、氯硝西泮和地西泮都可以用来治疗惊恐障碍。新型抗抑郁药 SSRIs 和 SNRIs 为抗焦虑治疗的一线药物。在临床实践中,NaSSAs 类的米氮平、TCAs 类药物对惊恐发作也有不同程度的治疗效果。

310. 治疗广泛性焦虑障碍(GAD)的药物有哪些

治疗 GAD 的药物主要有苯二氮䓬类抗焦虑药、非苯二氮䓬类抗焦虑药和具有抗焦虑作用的抗抑郁药。临床常用的药物有阿普唑仑、丁螺环酮、坦度螺酮、文拉法辛、度洛西汀、帕罗西汀和艾司西酞普兰等。我国 FDA 批准治疗 GAD 的药物有阿普唑仑、文拉法辛和度洛西汀等。

311. 丁螺环酮和坦度螺酮治疗焦虑障碍有什么特点

丁螺环酮和坦度螺酮都是 $5-HT_{1A}$ 受体部分激动剂，与苯二氮䓬类药物相比无镇静、肌松弛和抗惊厥作用，不产生依赖性且无撤药反应，通常不引起性功能下降，而且可以减轻广泛性焦虑和抗抑郁药导致的性功能障碍。这类药物的严重不良反应少于苯二氮䓬类药物，慢性焦虑障碍患者可进行长期维持治疗。但二者均起效较慢，需2~4周达到疗效。苯二氮䓬类药物可以立即起效。丁螺环酮可治疗广泛性焦虑症及其他焦虑障碍。坦度螺酮还可治疗原发性高血压、消化性溃疡等躯体疾病伴发的焦虑状态。

312. 国内的苯二氮䓬类药物有哪些品种

目前我国临床常用的苯二氮䓬类药物有地西泮、奥沙西泮、艾司唑仑、阿普唑仑、劳拉西泮、咪达唑仑、三唑仑、氯硝西泮、硝西泮和氯氮卓。其中三唑仑为一类精神药品，其他品种均为二类精神药品。这些药物必须由有处方权限的医师开具，而且用量必须严格执行《处方管理办法》中的有关规定。

313. 哪些药物具有催眠作用

临床上有多种药物可以治疗失眠障碍。苯二氮䓬类药物均有镇静、催眠的作用，临床常用的有阿普唑仑、艾司唑仑、硝西泮、氯硝西泮等。非苯二氮䓬类的催眠药有佐匹克隆、右佐匹克隆、扎来普隆、唑吡坦，国外称这类药为 Z-drug。褪黑素受体激动剂阿戈美拉汀不但可以改善睡眠节律，还可以改善抑郁情绪。抗抑郁药曲唑酮和米氮平也可用于治疗抑郁和焦虑伴发的失眠。此外，抗组胺药、褪黑素、缬草提取物、含酸枣仁的中成药也具有催眠作用。多种精神疾病都可能导致失眠，因而患了失眠一定要积极查找病因，千万不可自行购药治疗，以

314. 吃安眠药会成瘾吗

李刚是一家 IT 公司的软件工程师,由于工作压力大,他最近患上了严重的失眠症。他晚上入睡困难,夜间总是醒来,睡眠质量不好。白天工作无精打采,工作效率明显下降。李刚去医院看了病,医生给他开具了艾司唑仑片,告诉他这是因为工作压力大而引起的暂时失眠,完全可以治愈的。李刚担心吃这个药会成瘾。于是,医生耐心向其进行了解释。

艾司唑仑是一种镇静睡眠药,它可以延长睡眠时间,减少夜间觉醒次数,从而改善睡眠质量。有些患者担心服药成瘾,不敢吃药。若急性失眠发展为慢性失眠,治疗的周期就比较长。其实短时间内服用镇静催眠药是不会成瘾的。但长时间服用这类药物,突然停药,患者会出现严重的失眠,有些患者还会出现坐立不安、烦躁等焦虑症状。因此,服用催眠药一定要在医生的指导下进行,症状好转了就要及时减药或停药,避免长期服药。

315. 肝功能异常的患者可以服用什么催眠药

苯二氮䓬类药物当中的劳拉西泮和奥沙西泮,代谢产物无生物活性而且半衰期短,对于肝功能受损不严重者,均可以使用。

316. 佐匹克隆和右佐匹克隆有什么不同

右佐匹克隆是佐匹克隆的右旋体,使用剂量更小,通常 3mg 就可达到佐匹克隆 7.5mg 的催眠效应。右佐匹克隆是目前最适合长期使用的催眠药物,与苯二氮䓬类药物相比,极少出现耐受性、依赖性和滥用问题,更适合用于原发性失眠和慢性失眠的治疗。

317. 唑吡坦可以长期服用吗

唑吡坦自身不是苯二氮䓬类药物,但在脑中会与苯二氮䓬类受体结合,长期服用会产生依赖性。总的来说,其起效快速、作用时间短、安全性高,疗效优于苯二氮䓬类药物。一般建议连续使用时间不超过4周。用药数周后,应逐渐减少药量以降低出现撤药反应的概率。

318. 为什么抗抑郁药引起的焦虑和失眠可以用米氮平治疗

SSRIs 类抗抑郁药和文拉法辛在治疗初期,由于药物起效需要2周左右的时间,个别患者在治疗初期可能会出现焦虑和失眠。对于药物引起的焦虑和失眠,医生们常常使用米氮平进行联合治疗。这是因为米氮平不但可以促进去甲肾上腺素能神经传导,也可促进5-HT能神经传导,这样就可以作为抗抑郁药的增效剂。此外,米氮平有很强的组胺受体阻断作用,可以迅速改善失眠和焦虑症状。临床上用米氮平治疗抑郁症伴发的失眠和焦虑,也可以避免长期使用苯二氮䓬类药物可能带来的成瘾性和耐受性。

319. 失眠一定要用药物治疗吗

生活中,很多原因都可以引起失眠。有些人患了高血压,经常头痛睡不好,像这样躯体疾病所致的失眠,就一定要治疗躯体疾病。躯体疾病得到控制,失眠的症状自然就缓解。有些人喜欢喝浓茶或咖啡,如果到了下午或傍晚还喝茶和咖啡,晚上也会失眠。患了失眠一定要查找失眠的原因,如果是因为生活习惯不好引起的失眠,就一定要改变生活习惯。有些年轻人晚上看恐怖电影或玩游戏,由于过度紧张或兴奋也会引起失眠。排除了种种外界因素,如果还是无法入睡或是睡眠时间不足,导致第二天精力不足,无法正常工作或学习,那么就应该去看病了。除了躯体疾病、生活事件、不良生活习惯可以导致失眠,各种精神疾病也常常导致失眠。精神疾病导致的失眠常常需要使用药物来治疗。抑郁或焦虑的患者常常会失眠,躁狂症患者经常整夜不眠,因而,患了严重的失眠,应该尽早去医院就诊,查明失眠原因,排除是否患了精神疾病。

320. 痴呆可以用药物治疗吗

在痴呆中,最常见的类型是阿尔茨海默病(AD),也称老年痴呆。AD 多数起病于 65 岁以后,女性多于男性。痴呆的早期症状表现在近事遗忘和性格改变。一般经 5～10 年发展为严重痴呆,直至终日卧床不起,最后常因骨折、褥疮、肺炎等并发症死亡。目前认为对痴呆有确切疗效、国内批准用于治疗轻中度痴呆的药物有多奈哌齐和石杉碱甲,治疗中重度痴呆的药物有美金刚。痴呆早期脑细胞处于细胞内亚结构的改变,如果及时治疗,可以阻止细胞结构进一步恶化。而到了痴呆晚期,病变的脑细胞处于不可逆的死亡状态,则失去治疗的机会。因此,对于痴呆患者应该早期诊断,早期治疗。尽管药物不能治愈痴呆,但早期使用抗痴呆药可以改善患者的认知功能并延缓认知功能的衰减。

321. 药物治疗为什么可以延缓痴呆的发展

我们常见的老年痴呆症的临床过程可以分为 3 个阶段:轻度痴呆期、中度痴呆期、重度痴呆期。患者在轻度痴呆期时,头颅 CT 检查正常,MRI 显示海马萎缩。到了中重度时期,患者的脑室扩大,脑沟增宽,双顶和额叶代谢低下。如果在患者痴呆的早期使用抗痴呆药物治疗,药物可以增强酶的活性剂,改善脑组织代谢或改变痴呆的病理过程,加强神经递质的合成和代谢以恢复大脑功能和信息传递,改善脑血流供应及脑细胞对氧、葡萄糖的利用,从而减少致病因子对脑的损害,使受损脑组织的功能恢复。因而在痴呆的早期进行药物干预,防止病变的脑细胞发展成为不可逆的死亡状态,可以有效地延缓痴呆的进程。

322. 多奈哌齐为什么可以治疗轻中度痴呆

多奈哌齐可以抑制乙酰胆碱酯酶的活性,降低乙酰胆碱的降解,从而提高脑内的细胞外乙酰胆碱浓度。乙酰胆碱是与学习记忆有密切关系的神经递质。胆碱能神经元的变性是造成痴呆的重要病理因素。作用于中枢的抗胆碱能制剂可引起认知功能的损害,而提高乙酰胆碱的浓度就可以改善由于胆碱能功能缺损导致的学习和记忆功能损害。多奈哌齐不但可以治疗轻中度痴呆,在许多国家还被批准治疗重度痴呆。通过治疗,患者的认知功能有所改善,也便于看护者照料。

323. 中重度痴呆患者用什么药治疗比较好

中重度痴呆的患者经过治疗后可以提高日常生活能力,改善生活质量,减少并发症,延长生存期并减少看护者的照料负担。临床上使用美金刚治疗中重度痴呆已有多年的历史。越来越多的证据显示,谷氨酸能神经递质功能障碍(尤其是 NMDA 受体功能损害时)时,会表现出神经退行性痴呆的临床症状和疾病进展。美金刚是一种电压依赖性、中等程度亲和力的非竞争性 NMDA 受体拮抗剂,它可以阻断谷氨酸浓度病理性升高导致的神经元损伤。谷氨酸能系统与学习和记忆有关,兴奋谷氨酸能递质系统可导致神经元兴奋性中毒死亡,形成类似老年痴呆症病理的老年斑和神经纤维缠结,因而阻断谷氨酸受体对神经元具有保护作用。患者经过治疗后可能会延缓疾病的进展,但并不能逆转疾病的退化进程。